AF371275

BENJAMIN GASTINEAU

LES FEMMES

DES

CÉSARS

PARIS

CHEZ TOUS LES LIBRAIRES

—

1863

LES FEMMES DES CÉSARS

Tours.—typ. E. MAZEREAU.

LES FEMMES

DES

CÉSARS

PARIS

CHEZ TOUS LES LIBRAIRES

1863

BENJAMIN GASTINEAU

LES FEMMES
DES
CÉSARS

PARIS

CHEZ TOUS LES LIBRAIRES

1864

« Ma fille, il y a des femmes qu'il faudrait
« assommer à frais communs ; entendez-
« vous bien ce que je vous dis là ? Oui, il
« faudrait les assommer : la perfidie, la
« trahison, l'effronterie, sont des qualités
« dont elles font l'usage le plus ordinaire :
« et l'infâme malhonnêteté est le moindre
« de leurs défauts. Au reste, pas le moindre
« sentiment, je ne dis pas d'amour, car on
« ne sait ce que c'est, mais je dis de la plus
« simple amitié, de charité naturelle, d'hu-
« manité; enfin, ce sont des monstres, mais
« des monstres qui parlent, qui ont de l'es-
« prit, qui ont un front d'airain, qui sont
« au-dessus de tous reproches, qui prennent
» plaisir de triompher et d'abuser de la fai-
« blesse humaine, et qui étendent leur
« tyrannie sur tous les États. » *(Lettre de
Mme DE SÉVIGNÉ à Mme DE GRIGNAN, le
28 août 1680.)*

—

« Avez-vous oublié les crimes de vos
« pères, et les crimes des rois de Juda, et
« les crimes de leurs femmes, et vos propres
« crimes, et les crimes de vos femmes,
« qu'elles ont commis dans le pays de Juda
« et dans les rues de Jérusalem?» (Jérémie,
V. 8.)

INTRODUCTION.

Le Bien et le Mal se partagent l'empire du monde;
aussi toutes les théologies ont-elles personnifié cette
situation de lutte de l'humanité par deux principes
contraires : Satan et l'ange Gabriel dans le catholi-
cisme, Vichnou et Siva dans le brahmanisme, Ahrimane et Ormuzd dans la religion persane, Osiris et
Typhon dans la théologie égyptienne; c'est-à-dire le
combat éternel du crime et de la vertu, des ténèbres
et de la lumière.

1.

Les Persans n'ont-ils pas eu quelque raison de croire à la théologie de Zoroastre et de donner l'humanité à deux divinités : à la déesse Bien et au dieu Mal ?

En effet, le contraste et la dualité tiennent sous leur loi universelle la terre entière. Ils régissent non-seulement l'ordre moral, mais encore la nature. La nuit et le jour, la lumière et les ténèbres, dans l'ordre physique, ne répondent-ils pas au laid et au beau, à la vertu et au crime, au bon et au mauvais génie ?

Mais ces deux principes ne restent pas dans l'absolu; ils se fondent dans des nuances infinies, des compromis, des demi-teintes. Quel ange n'a pas son diable, quelle beauté sa laideur, quelle laideur sa beauté secrète, quel homme, quelle Vénus, quelle forme, quelle institution ou quelle idée son imperfection ?

Où je me sépare du dualisme absolu, de la religion aux deux principes éternels des Persans, c'est que je crois à la supériorité de la liberté sur l'esclavage, au progrès du Bien sur le Mal; c'est que l'humanité marche vers la lumière et tourne le dos à la nuit; c'est que chaque siècle de l'histoire gagne du terrain sur l'ignorance, les préjugés, la sottise, le fanatisme, l'imbécillité du siècle précédent, c'est que finalement Satan, Belzébuth, Ahrimane, le mauvais principe, doit périr sous les efforts combinés des gens de bien et des publicistes, être précipité de son piédestal dans le néant, comme le fut Satan sous le coup de lance de l'archange Michel le jour où il se plaça en face de Dieu.

Mais en attendant cette victoire définitive promise à l'humanité par les prophètes optimistes, la bataille se livre acharnée et sanglante. L'homme écoule ses jours entre les deux pôles du Bien et du Mal, tantôt penchant vers ses bons instincts, tantôt vers ses mauvais, « comme un cavalier ivre bat de son corps les flancs de sa monture, » suivant la belle image de Luther. Il fait de ses pensées, de ses passions, de ses forces et de celles de la nature un usage louable ou blâmable; il se corrompt ou il se purifie; il délivre ou il asservit son prochain; il est parasite ou utile travailleur; il est nuisible ou secourable à autrui. Avec le fer, il assassine ou il délivre son pays de l'étranger; avec le poison, il guérit ou il empoisonne.

Ainsi, nous ne pouvons ni penser ni agir sans tracer instantanément les deux lignes parallèles du vice et de la vertu. Doué de libre arbitre, de volonté, du pouvoir de bien et de mal faire, « la créature humaine, a dit si justement Platon, a dans son âme le principe des opérations de sa vie. »

Si la détermination nous appartient, les tentations, les événements, ne nous appartiennent pas, et trop souvent nous sommes emportés par le destin, par nos passions, par nos misères. Mais la grandeur de l'homme éclate dans le Mal comme dans le Bien; soit que le héros succombe, soit qu'il triomphe, il est toujours intéressant. Le Satan et le Lucifer de Dante et de Milton, le Méphisto allemand de Gœthe, sont des créations supérieures qui l'emportent en intérêt sur les archanges blonds et les séraphins blafards. De même, Ève paraît plus séduisante après la *chute* que dans son état de pureté immaculée.

Peut-être aurait-il fallu commencer par Ève notre histoire du *Règne des Femmes*. En effet, ce mythe profond de l'Ancien Testament fait comprendre à la fois l'excessive influence que la femme exerce sur l'homme et le danger de cette influence. Dans le mythe catholique, c'est la femme qui crée le péché originel; c'est elle qui perd l'homme, qui le force à partager la fameuse pomme de l'arbre de la science du Bien et du Mal, qui le fait chasser du paradis terrestre.

Après Ève, la Séduction, l'occasion de la chute ou de la perte de l'homme s'appelle Dalila pour Samson, Hélène pour Pàris, Cléopâtre pour les Césars, Hérodiade pour Hérode, Théodora pour Justinien, Frédégonde pour Chilpéric. Toujours la femme conduit l'homme, dès qu'il faiblit ou s'amollit, à l'abîme. Nous ne sommes donc pas plus sévère que la Bible, condamnant l'influence, fatale quand elle est absorbante, de la femme; nous sommes, dans ce livre, esclave de l'histoire, et non fantaisiste; du moins, c'est l'histoire qui joue un terrible rôle de femme fantaisiste, versant le poison, trahissant sa foi, se livrant en Ménade à ses passions, agitant en Euménide sa chevelure de serpents entrelacés. Que les optimistes renvoient leurs plaintes à l'histoire; ce n'est pas de notre faute si son impitoyable miroir ne fait pas toutes les femmes belles comme Ève, ou vertueuses comme

Lucrèce; toutes les souveraines grandes comme la reine Blanche, admirables comme Valentine de Milan. Ce n'est pas de notre faute si les femmes des Césars n'ont pas eu la vertu de résister à leurs monstrueux désirs, ont ensanglanté et souillé leur règne, ont rendu leur gouvernement odieux et fatal à l'humanité.

L'histoire ne flatte pas la femme; elle la raconte, la déshabille, lui enlève toutes ses parures mensongères d'un jour, la livre nue comme la vérité, avec ses vices et ses vertus, ses bonnes actions et ses crimes. Le seul être que la femme ne puisse pas tromper, c'est l'histoire!

BENJAMIN GASTINEAU.

LES

REINES DU MEURTRE

Médée. — Locuste. — Lucrèce Borgia. — La
Tophana. — La Brinvilliers. — Catherine
de Médicis.

—

Le fer est brutal, niaisement assassin; il
est à la disposition de l'être le plus gros-
sier, le plus obtus. Mais le poison est une
arme aussi perfide que difficile à manier;
à peine de se retourner contre la main qui
l'emploie, le poison exige une dextérité,
une ruse, un calcul, une mise en œuvre
habile. Ce qui le prouve, c'est que le poi-

son a été surtout l'arme des femmes, du sexe faible et rusé, et le fer celle des hommes, du sexe fort et brutal.

Médée, Locuste, la Tophana, la Brinvilliers, Catherine de Médicis, voilà les brillantes reines du poison.

En abordant en Crête avec Jason, Médée empoisonna le roi de cette île, qui avait refusé de leur donner asile. Lorsque Jason l'eut trahie, elle envoya à sa rivale Glaucé, la fille de Créon, une robe empoisonnée comme celle du centaure Nessus, puis elle tua ses enfants. Mariée à Thésée, roi d'Athènes, l'horrible Médée tenta sans succès de l'empoisonner. Après le meurtre de la fille de Créon, Médée avait comparu devant des juges; mais la toxicologie n'existant pas alors, la science des poisons n'étant pas comprise dans la médecine, on ne trouva aucune preuve de l'empoisonnement de Glaucé, et Médée sortit triomphante de l'épreuve.

Circé fut digne en tous points de sa sœur Médée. « Nul, dit Diodore, ne connut mieux qu'elle la nature différente des plantes et leurs propriétés merveilleuses, nul ne porta plus loin l'art de préparer les poisons; elle y fit de nouvelles découvertes par son génie. »

Circé empoisonna son mari, le roi des Scythes. Par un breuvage mêlé de sucs mystérieux, de plantes vénéneuses, elle transforma en pourceaux les compagnons d'Ulysse, qui échappa lui-même aux maléfices de l'empoisonneuse grâce à la protection de Mercure, rapporte la fable.

Des dames romaines, des patriciennes tinrent une école de poisons sous la République, l'an 423 de l'ère romaine. Un grand nombre de citoyens disparurent, moururent subitement; on crut à la peste. Mais une servante révéla les crimes des dames romaines. Vingt d'entre elles furent arrêtées; elles cherchèrent à justifier leurs réunions secrètes en disant qu'elles préparaient des remèdes. Cornelia et Serpia, condamnées à l'épreuve de ces étranges remèdes, moururent au milieu d'épouvantables convulsions. La République romaine envoya cent soixante-dix empoisonneuses au supplice, et le poison cessa de régner à Rome jusqu'à ce que Livie l'y eût ramené.

Pour frayer le chemin du trône à son fils Tibère, elle fit périr par le poison Marcellus, Caïus et Lucius, césars adoptés par Auguste. Lorsque Tibère régna, il acheva l'œuvre de sa mère en faisant empoisonner Germanicus par Pison, Plancine et Martine. Le peuple cria vengeance contre les meurtriers. Martine s'enfuit à Brindes, où elle se donna la mort avec un reste de poison qu'elle avait caché dans un nœud de ses cheveux. La veille du jour de son procès devant le sénat, Pison se tua ou fut tué. Livie sauva Plancine.

Les règnes de Tibère, de Caligula, de

Claude et de Néron furent remplis d'empoisonnements, presque tous préparés de la main de l'infernale Locuste. Un mets de champignons tua Claude, ce qui fit dire ironiquement à Néron : « Les champignons sont un mets des dieux ! »

Sur l'ordre de Néron, Locuste prépara un breuvage pour Britannicus. Comme l'empoisonneuse n'avait pas réussi, Néron, en fureur, la menaça de la livrer au bourreau; elle promit alors à l'empereur un poison sûr. « Il fut distillé, rapporte Tacite, près de la chambre de César, et composé de poisons d'une violence éprouvée. » Britannicus ne mangeait et ne buvait rien qui n'eût été goûté par un esclave. On lui servit un breuvage ordinaire goûté par l'esclave; mais la liqueur était si brûlante qu'il ne put la boire. Avec l'eau dont on la rafraîchit, on versa le poison qui envahit si rapidement tous ses membres, qu'il lui ravit en même temps la parole et la vie.

Pour dissimuler le crime, Néron fit préparer précipitamment un bûcher qui consuma le corps de Britannicus.

Des Césars aux Borgia il n'y a qu'une différence de temps, et non de poison. Comme les empereurs romains, Alexandre VI fit du poison un moyen de gouvernement. Il eut d'une maîtresse appelée Vanozza cinq enfants, parmi lesquels se trouvaient César Borgia, l'assassin, et Lucrèce, qui fut à la fois la maîtresse de son père et de ses deux frères, César et François.

Alexandre VI avait été chargé de la garde du frère de Bajazet, le malheureux Djem. Or, au même moment, le Grand-Seigneur de Turquie sollicita le pape de faire périr Djem, et Charles VIII, qui voulait opposer ce prétendant à son frère Bajazet, insista pour qu'on lui livrât le prisonnier. Les sommes promises au pape, soit pour tuer le prince Djem, soit pour le rendre, étaient à peu près égales. Eh bien, Alexandre VI trouva le moyen de recevoir de l'argent des deux mains en satisfaisant les deux parties. Il remit Djem à Charles VIII, mais après lui avoir fait prendre préalablement du poison ; de sorte que le malheureux mourut quelques jours après son arrivée au camp du roi de France.

Les Orsini et les Colonna, qui avaient accusé Alexandre VI de simonie, éprouvèrent tour à tour les terribles effets de son ressentiment. Après leur défaite, les Orsini demandèrent la paix en offrant l'échange des prisonniers. Le pape accepta ; mais, suivant son habitude, il rendit Charles Orsini empoisonné à son père, qui reçut dans ses bras ses derniers soupirs. Le pape lui avait fait administrer de l'acide arsénieux, la *Cantarella,* son terrible poison.

Baptiste Orsini fut empoisonné avec la même perfidie que son frère. Alexandre avait promis de le rendre sain et sauf moyennant la remise d'un diamant de la famille Orsini échappé aux perquisitions des soldats du pape. Celui-ci reçut le diamant et ne tint pas sa promesse, car la mère de Charles Orsini était à peine entrée dans la prison de son fils, qu'elle le vit mourir du poison donné par l'ordre d'A-lexandre VI.

Le pape battait monnaie avec le poison. Il tuait ceux qui lui avaient fait donation de leurs biens, et les héritiers eux-mêmes, quand les donataires ne l'avaient pas gra-tifié. Cependant cette infernale famille des Borgia fut prise à ses odieux piéges. César empoisonna le petit-neveu du pape, le car-dinal Jean Borgia, dont il convoitait les biens. Jaloux de son frère, le favori de Lucrèce, il le fit assassiner et jeta lui-même son cadavre dans le Tibre. Enfin le pape et son fils César, ayant préparé du poison pour neuf cardinaux, par une inadvertance pro-videntielle, tous deux burent avant le repas du vin préparé pour leurs victimes. Le pape fut foudroyé. César, d'une constitution plus robuste, résista quelques heures et fut achevé par le fer d'un ennemi. La plus heureuse créature de cette famille d'empoisonneurs fut Lucrèce, qui mourut comblée d'honneurs et chantée par les poètes.

Au seizième siècle, ce ne fut pas seulement en Italie que le poison joua un grand rôle et revêtit la pourpre. L'empereur de Russie, Yvan IV, s'était fait, rapportent les historiens, une *horloge de poisons*, c'est-à-dire qu'il comptait les heures de ses journées par des empoisonnements. Cet infernal empereur qui empoisonna les sept femmes qu'il épousa, se complaisait aux souffrances de ses victimes et faisait de leur agonie un attrayant spectacle à son usage.

Un autre empereur catholique, Philippe II, empoisonnait dans le même siècle son frère don Juan et son ministre Escovedo.

Trop souvent, d'ailleurs, le crime s'est assis sur le trône. Outre les exemples que nous venons de citer, l'histoire nous fournit une longue liste de rois empoisonneurs ou empoisonnés. Mentionnons seulement, en Allemagne, la mort violente de Henri VI, dit le Cruel, de Frédéric II, son fils, de Conrad IV, son petit-fils, le premier empoisonné par sa femme Constance, les deux autres par l'ambitieux Mainfroi; en Angleterre, les règnes de Henri IV, de Henri VIII, de Jacques Ier, furent souillés par les crimes commis sur la belle Rosamond Clifford, sur le cardinal Wolsey et sur Thomas Overbury; en France, il faut remonter jusqu'aux premiers temps de notre monarchie. Childebert II est empoisonné par Frédégonde; Lothaire Ier par les grands de son royaume; Lothaire, fils de Louis IV d'outre-mer, par sa femme Emma, fille de Lothaire II, et par Adalbéron, évêque de Laon; Louis V, par Blanche, sa femme; Charles V, dit le Sage, par Charles le Mauvais, roi de Navarre.

« Aujourd'hui peut-être encore, dit « M. Flandin, le savant auteur d'un excel- « lent *Traité des Poisons*, si la poudre à « canon n'était pas inventée, la dernière « raison des rois serait le poison. »

« Pour conserver ses conquêtes, dit en- « core Machiavel, un prince doit se mon- « trer moitié homme, moitié bête féroce, « et par la ruse ou la force savoir à propos « se défaire d'un ennemi et de quiconque « lui porte ombrage. »

La France eut sa Locuste au dix-sep- tième siècle: c'était la Tophana, venue de Naples à Paris, où elle vendait une eau trop fameuse aux femmes qui voulaient changer de maris et à ceux qui attendaient un héritage. L'eau de la Tophana était ter- rible; il suffisait de quatre à cinq gouttes pour tuer un homme, et l'on ajoute que l'empoisonneuse savait graduer la proportion jusqu'à pouvoir annoncer l'époque fixe de la mort. La Tophana immola de nombreuses victimes; elle s'était retirée dans un couvent lorsqu'elle fut arrêtée et soumise à la torture. Elle fut étranglée après avoir fait l'aveu de ses crimes.

Malheureusement la Tophana avait laissé des élèves dignes d'elle. Sous le pontificat d'Alexandre VII, en 1659, on découvrit une association de femmes dont le but était simplement de faire mourir tous les maris détestés ou qui avaient atteint la décrépitude. Cette étrange association avait pour chef une vieille femme nommée la Spara, héritière des secrets de la Tophana. Une quarantaine de membres de cette horrible affiliation furent arrêtés et subirent la torture. La Spara et ses principaux complices furent pendus.

Des mains de la Tophana et de la Spara,

le sceptre du poison passa à celles de la
marquise de Brinvilliers, la plus belle
comme la plus terrible des empoisonneuses. La Brinvilliers avait pour amant
un Italien qui se vantait volontiers de posséder des poisons énergiques et sûrs;
Sainte-Croix persuada à sa maîtresse d'en
faire l'essai sur M. de Dreux-d'Aubray,
lieutenant civil, père de la marquise de
Brinvilliers, qui, à diverses reprises, l'avait
admonestée sévèrement au sujet de ses
relations avec l'Italien. En effet, la marquise, après avoir administré du poison à
l'une de ses servantes, qui mourut fou-
droyée, entreprit avec certitude le meurtre
de son père.

M. de Dreux-d'Aubray mort, la marquise
de Brinvilliers dut se débarasser de ses
deux frères, coupables d'avoir pris une
trop grande part de l'héritage de famille
et d'exercer à l'égard de leur sœur une
surveillance gênante. Elle leur servit le
même poison qu'à son père.

Sainte-Croix, voyant le succès de ses drogues, se mit à en faire un commerce presque public. Il avait un tarif; son laboratoire était une véritable banque. Il était déjà devenu fort riche lorsqu'il périt en composant ses poisons. La police, qui visita son officine, saisit les preuves de ses crimes. Un des valets de Sainte-Croix et de la marquise de Brinvilliers, Lachaussée, fut arrêté. Soumis à la torture, il dévoila les empoisonnements du père et des deux frères de la marquise de Brinvilliers; puis il fut roué en place de Grève le 24 mars 1637.

L'arrêt de Lachaussée condamnait par contumace la Brinvilliers à avoir la tête tranchée. Elle s'était retirée dans un couvent de Liége; de là elle fut ramenée à Paris, où son procès recommença. Elle fut condamnée à avoir la tête tranchée et à être brûlée en place de Grève. Avant de mourir, la marquise s'accusa d'avoir été incendiaire; d'avoir cessé d'être fille à sept ans; d'avoir empoisonné ses deux frères et son père; d'avoir tenté d'empoisonner sa sœur, religieuse aux Carmélites, etc.

Le supplice de la marquise de Brinvilliers ne fit pas cesser les empoisonnements qui jetaient alors l'épouvante dans Paris. En 1680, devant la *Chambre ardente,* ou *Chambre des poisons,* comparurent la célèbre la Voisin, la Vigoureux, un prêtre nommé Lesage, accusés d'avoir vendu de la *poudre de succession,* qui n'était autre que le sublimé corrosif de la Brinvilliers, et d'avoir ajouté à ce trafic criminel des sortiléges et des enchantements; car en ces temps la superstition couvrait ou dissimulait toujours le crime. La *Chambre ardente* envoya au supplice la Voisin, la Vigoureux, le prêtre Lesage et leurs complices.

Devant cette chambre, on traduisit encore de grands personnages, tels que le maréchal de Luxembourg, Henri de Montmorency-Boutteville, la duchesse de Bouillon, la comtesse de Soissons. Ces gens illustres, grâce à leur influence, échappèrent aux sévérités de la juridiction. La duchesse de Bouillon, qui parut entourée de nombreux amis devant ses juges, répondit ironiquement à cette question posée par le président La Reynie : « Si elle avait vu le diable ? — Qu'elle le voyait dans ce moment ; qu'il était fort laid et fort vilain, et qu'il était déguisé en conseiller d'État. » La Reynie ne poussa pas plus loin l'interrogatoire.

Depuis les flèches empoisonnées des sauvages jusqu'à l'arsenic, la morphine et la nicotine de nos jours, le poison a été mis en œuvre de mille et une façons. Les anciens Perses et les Turcs savaient empoisonner l'étrier, la selle, la bride d'un cheval, les bottes d'un cavalier.

Jean Galéas fut empoisonné par le contact de ses vêtements ; le cardinal Pierre de Berulle, fondateur de l'ordre des Car-

mélites et de la congrégation de l'Oratoire,
fut empoisonné par une hostie, en disant
la messe. La sœur de Clovis et la veuve du
grand Théodoric, Andeflède, mourut après
avoir reçu, dans une église, une hostie.
Henri VII fut également empoisonné dans
la communion, et le cardinal de Comeyn,
chancelier d'Écosse, en buvant le vin consacré. Le pape Clément VII fut empoisonné par une torche portée devant lui;
Clément VIII faillit être empoisonné par
un moine augustin qui versa une poudre
sur sa plaie; enfin, l'histoire mentionne
de nombreux empoisonnements par des
fleurs, un sachet, une lettre, un livre, des
gants parfumés. On sait que la mémoire
de Catherine de Médicis est chargée de la
mort de Jeanne d'Albret, à qui elle avait
envoyé des gants *parfumés.*

LE

RÈGNE DES FEMMES

PREMIÈRE PARTIE

—

LES FEMMES DES DEMI-DIEUX

—

Omphale.—Déjanire.—Ariane.—Phèdre.—
Dalila.—Hélène.—Clytemnestre.

I

OMPHALE

Dans le malheur de tout homme, il y a une femme; ce qui arrachait à un juge sagace, chaque fois qu'il avait un coupable devant lui, l'exclamation suivante : « Où est la femme? je ne vois pas la femme! »

Les plus grands personnages des temps anciens n'ont pas échappé à cette loi fatale.

Le valeureux Hercule, après avoir purgé la terre de brigands (n'en reste-t-il pas encore quelques-uns?), tué un grand nombre de rois, exterminé le lion de Némée, le taureau de Crète, le sanglier d'Érymanthe et l'hydre de Lerne, renversé les Titans, écrasé les géants de Sicile et les centaures de Thessalie, ouvert des montagnes pour rapprocher les nations, creusé des détroits pour marier les mers; enfin, après avoir accompli ses douze travaux, se déshonora aux pieds d'Omphale et mourut dans la robe empoisonnée de Nessus, que lui avait donnée la perfide Déjanire, dont il s'était passionnément épris.

11

PHÈDRE

Le dixième roi d'Athènes, qui, armé de
la redoutable épée de son père, débarrassa
son pays des monstres et de la servitude
en tuant le tyran Procuste et le minotaure
issu des amours infâmes de Pasiphaé, Thésée, souilla sa gloire au contact de Phèdre.
Le destin vengea la belle Ariane, que Thésée avait abandonnée sur le rivage de

Naxos, en lui inspirant un amour insensé pour la coupable Phèdre. Cette reine, n'ayant pu séduire son beau-fils Hippolyte, l'accusa d'avoir attenté à sa vertu. Thésée ajouta foi à cette horrible calomnie; il ordonna la mort de son fils. Le remords tua Phèdre, que Racine devait ressusciter dans l'une de ses plus belles tragédies.

III

DALILA

L'hercule hébreu subit le même sort qu'Alcide et Thésée. Les faibles femmes, jadis comme aujourd'hui, se sont toujours complu à terrasser les hommes forts.

Il n'est pas dans l'antiquité d'épisode plus tragique que celui des amours de Dalila et de Samson. Par la ruse, par la perfidie, par la séduction, une belle courtisane philistine, une femme idolàtre, se rend complétement maîtresse d'un géant, d'un homme loyal et fort, qu'elle livre, au moyen de la plus insigne trahison, à ses ennemis, les Philistins. Il est impossible de démontrer plus éloquemment que la Bible ne l'a fait comment la femme sait aiguiser son amour en poignard, en infamie, pour perdre l'homme; aussi ne toucherons-nous pas à l'admirable récit de la Bible, que nous soumettons dans son intégrale beauté à nos lecteurs et à nos lectrices.

Le voici :

« Or, Samson s'en alla à Gaza, et vit là une femme paillarde, et alla vers elle.

« Et on dit à ceux de Gaza : Samson est venu ici; et ils l'environnèrent, et lui dressèrent une embuscade toute la nuit à la porte de la ville, et ils se tinrent tranquilles toute la nuit, en disant : *Qu'on ne bouge point jusqu'au point du jour, et nous le tuerons.*

« Mais Samson, après avoir dormi jusqu'à minuit, se leva, et se saisit des portes de la ville et des deux poteaux, et les ayant enlevés avec la barre il les mit sur ses épaules, et les porta sur le sommet de la montagne qui est vis à vis de Hébron.

« Après cela, il aima une femme qui se tenait près du torrent de Sorek, le nom de laquelle était *Dalila.*

« Et les gouverneurs des Philistins montèrent vers elle et lui dirent : Persuade-le jusqu'à ce que tu saches de lui en quoi consiste sa grande force, et comment nous le surmonterions, afin que nous le liions pour l'abattre ; et nous te donnerons chacun onze cents pièces d'argent.

« Dalila dit donc à Samson : Déclare-moi, je te prie, en quoi consiste ta grande force, et avec quoi tu serais bien lié pour t'abattre.

« Et Samson lui répondit : Si on me liait de sept cordes fraîches, qui ne fussent point encore sèches, je deviendrais sans forces et je serais comme un autre homme.

« Les gouverneurs donc des Philistins lui envoyèrent sept cordes fraîches, qui n'étaient point encore sèches, et elle l'en lia.

« Or, il y avait chez elle, dans une chambre, des gens qui étaient en embûches, et elle lui dit : Les Philistins sont sur toi, Samson. Alors il rompit les cordes comme se rompt un filet d'étoupes dès qu'il sent le feu, et sa force ne fut point connue.

« Puis Dalila dit à Samson : Voici, tu t'es moqué de moi, car tu m'as dit des mensonges ; je te prie, déclare-moi maintenant avec quoi tu pourrais être bien lié.

« Et il lui répondit : Si on me liait serré de courroies neuves, dont on ne se serait jamais servi, je deviendrais sans force, et je serais comme un autre homme.

« Dalila donc prit des courroies neuves, et elle l'en lia ; puis elle lui dit : Les Philistins sont sur toi, Samson. Or, il y avait des gens en embûches dans la chambre ; et il rompit les courroies de dessus ses bras comme un filet.

« Puis Dalila dit à Samson : Tu t'es moqué de moi jusqu'ici, et tu m'as dit des mensonges. Déclare-moi avec quoi tu serais bien lié. Et il dit : Ce serait si tu avais tissu sept tresses autour de ma tête autour d'une ensuble.

« Et elle les mit dans l'ensuble avec l'attache, puis elle dit : Les Philistins sont sur toi, Samson. Alors il se réveilla de son sommeil, et enleva l'attache de la tissure avec l'ensuble.

« Alors elle lui dit : Comment dis-tu : Je t'aime, puisque ton cœur n'est point avec moi ? Tu t'es moqué de moi trois fois, et tu ne m'as point déclaré en quoi consiste ta grande force.

« Et elle le tourmentait tous les jours par ses paroles, et le pressait vivement, tellement que son âme en fut affligée jusqu'à la mort.

« Alors il lui ouvrit tout son cœur, et lui dit : Le rasoir n'a jamais passé sur ma tête, car je suis nazaréen de Dieu dès le ventre de ma mère : si je suis rasé, ma force m'abandonnera, je me trouverai sans force, et je serai comme tous les autres hommes.

« Dalila donc voyant qu'il lui avait ouvert tout son cœur, envoya appeler les gouverneurs des Philistins, et leur dit : Montez cette fois, car il m'a ouvert tout son cœur. Les gouverneurs donc des Philistins montèrent vers elle, portant l'argent en leurs mains.

« Et elle l'endormit sur ses genoux; et ayant appelé un homme, elle lui fit raser sept tresses des cheveux de sa tête, et commença à l'abattre; et sa force l'abandonna.

« Alors elle dit : Les Philistins sont sur toi, Samson. Et il s'éveilla de son sommeil, disant en lui-même : J'en sortirai comme les autres fois, et je me tirerai de leurs mains; mais il ne savait pas que l'Éternel s'était retiré de lui.

« Les Philistins donc le saisirent et lui crevèrent les yeux, et le menèrent à Gaza, et le lièrent de deux chaînes d'airain; et il tournait la meule dans la prison. »

IV

HÉLÈNE ET CLYTEMNESTRE

Amour, tu perdis Troie! La belle Hélène,
« qui ressemblait étonnamment de visage
« aux déesses immortelles, » perdit Troie.
Elle ne sut pas résister aux séductions
du beau Pâris, et la nuit même de ses
noces elle se faisait enlever par le trop
ardent Troyen. Sa beauté fatale précipita
dans le Styx les plus valeureux guerriers

de la Grèce et de l'Asie, causa la ruine de la maison de Priam, et partagea l'Olympe en deux camps de dieux et de déesses qui s'injurièrent et combattirent avec acharnement, Mars, Apollon et Vénus tenant pour Troie, Pallas et Junon pour les Grecs. Je renvoie le lecteur à l'*Iliade*, et je me contente de lui dire (ce qu'il sait déjà) qu'après dix années de lutte acharnée et sanglante, la belle Hélène (était-elle toujours belle?) fut ramenée à Sparte par son époux. L'implacable Ménélas avait dû attendre dix années la première nuit de ses noces! Mais pour châtier un adultère, que d'illustres têtes avaient été moissonnées! Le bouillant Hector et l'invincible Achille n'étaient plus! Le coupable Pâris lui-même avait succombé. La femme et la fille de Priam, Hécube et Cassandre, Andromaque, la veuve d'Hector, étaient à la merci des vainqueurs. L'habile Ulysse errait, cherchant son Ithaque; l'impétueux Ajax fai-

sait naufrage. Idoménée, Philoctète, Dio-
mède, qui avaient combattu pour venger
un mari outragé, retrouvaient leurs femmes
aux bras d'étrangers qui s'étaient empa-
rés outrecuidamment de leur trône et de
leur lit. Le puissant Agamemnon revenait
chargé de gloire et de lauriers à Mycène,
où une désagréable. surprise l'attendait.
Egysthe avait séduit sa femme, l'infidèle
Clytemnestre, et régnait dans son palais.
De concert avec son amant, Clytemnestre
assassina Agamemnon et plaça la couronne
sur la tête d'Egysthe. Mais elle fut frappée
par ses propres enfants, Electre et Oreste,
qui vengèrent le meurtre de leur père en
la tuant. Tels furent les malheurs causés
par l'enlèvement d'une femme en l'an du
monde 2884 (avant Jésus-Christ, 1120).
Plus tard, les adultères furent vengés avec
moins de sang et moins d'éclat, car la
terre eût été dépeuplée.

—

DEUXIÈME PARTIE

LES REINES DE L'IDOLATRIE

—

Athalie.—Jézabel.—Hérodiade.—La femme
du roi Candaule.—Laodice.—Amestris.—
Parysatis.—Olympias.—Les Cléopâtres.

I

ATHALIE

Le triste souvenir d'Athalie, reine de Juda, idolâtre, meurtrière, adultère, a été consacré par un chef-d'œuvre de Racine. Quelques mots suffiront à évoquer sa sanglante histoire. Athalie était devenue la femme de Joram, fils aîné de Josaphat, roi de Juda. A la mort de son père, Joram,

entraîné par les perfides conseils d'Athalie, passa tous ses frères au fil de l'épée
pour s'emparer de leurs apanages, et ré-
tablit l'idolâtrie dans Juda. Le Jehovah de
Moïse fut abandonné par le peuple, qui se
prosterna devant la grande idole Baal.
Ochozias fut exemplairement châtié; les
prédictions du prophète Élie se réalisèrent.
Ses états furent pillés par les Philistins, et
il mourut couvert d'ulcères. Ochozias, son
fils, lui succéda. Mais, comme son père, il
fut idolâtre. Il subissait, d'ailleurs, complétement l'ascendant de sa mère. Lorsqu'il eut péri au milieu du massacre de la
maison d'Achab, Athalie s'empara de la
couronne après avoir fait exterminer tous
les descendants de la maison royale de
Joram, fils de Josaphat. Cependant Joas,
fils d'Ochozias, encore tout enfant, fut
sauvé par Josabeth, femme du grand-
prêtre Joïada. Il vécut six années dans le
temple, loin des regards homicides d'Atha-

lie, et sous la direction des prêtres. C'était l'instrument que la Providence réservait pour frapper Athalie. Sept années de la tyrannie de cette reine fatiguèrent le peuple et l'armée. Rassemblés par le grand-prêtre Joïada, les soldats mutinés proclamèrent le jeune Joas roi de Juda. Athalie croyait que sa présence apaiserait facilement une émeute; mais quelle ne fut pas sa surprise lorsqu'en entrant dans le temple elle vit Joas assis sur son trône, entouré des prêtres, des dignitaires, des officiers. Elle déchira ses vêtements en vociférant ces mots : « Trahison! Trahison! » Entraînée hors du temple, elle expia ses crimes sous le fer d'un soldat. Juste châtiment de l'idolâtrie baélique et de la tyrannie!

II

JÉZABEL

Un sort semblable était réservé à Jézabel, reine d'Israël, idolâtre et tyran comme
Athalie.

En Judée, les luttes politiques prenaient
leur origine et leur aliment dans le sentiment religieux. Ainsi, encouragé par
le prophète Élisée, le général Jéhu, à la
tête d'un grand nombre d'officiers et de
soldats conjurés, résolut de délivrer le

royaume d'Israël de l'idolâtrie et de la tyrannie de Joram et de la fameuse Jézabel. Ce pieux général ne pouvait souffrir que le culte de Baal dominât plus long-temps en Israël, et que les Juifs allassent en foule s'agenouiller devant deux gigantesques veaux d'or, à Béthel et à Dan. Il entra, semblable à l'ouragan, dans la ville sainte, tua Joram, et comme du haut de son palais royal l'impudente reine Jézabel se permettait de le narguer, pour lui apprendre qu'on ne doit jamais insulter le vainqueur, il la fit précipiter de son balcon. Les chiens dévorèrent avec avidité le cadavre friand et délicat de cette horrible reine de l'idolâtrie. Jusque-là, on ne saurait que louer Jéhu de sa conduite; mais ce général, aussi pieux qu'inhumain, fit encore couper la tête aux soixante-dix fils d'Achab, à ses prêtres, à ses partisans, et à tous les frères d'Ochozias. C'était aller vite en besogne !

Non content d'avoir versé tant de sang, Jéhu s'empara du trône; il déclara publiquement qu'il revenait au culte des idoles, et ordonna une fête solennelle en l'honneur de Baal. Lorsque les adorateurs du faux dieu furent réunis dans le temple, la troupe de Jéhu les surprit et les massacra jusqu'au dernier. La moitié de ses sujets ayant passé de vie à trépas, le clément Jéhu, protégé par Jehovah et les prophètes, régna paisiblement.

III

HÉRODIADE.

Nous pouvons ranger au nombre des reines de l'idolâtrie et placer côte à côte de Jézabel et d'Athalie l'infâme Hérodiade, incestueuse, meurtrière de saint Jean-Baptiste.

Le réformateur appelait à la pénitence

tous les coupables, baptisant dans les eaux purificatrices ceux qui se repentaient sincèrement, remettant leurs péchés et les engageant à prendre la voie nouvelle du salut. Toute la Judée accourait au-devant du prophète. Les Pharisiens eux-mêmes étaient émus de l'éloquence sauvage et des accents énergiques de saint Jean-Baptiste. Hérode, le tétrarque de la Judée, qui estimait saint Jean, l'appela près de lui. Mais le baptiseur ne se présenta pas en courtisan devant Hérode. Il lui déclara qu'il devait renoncer à un amour incestueux et se séparer immédiatement de sa nièce Hérodiade, qu'il avait épousée après avoir répudié sa première femme. Le tétrarque fut ébranlé par les rudes remontrances de saint Jean; mais la belle Hérodiade ne tarda pas à reprendre son empire habituel sur ses sens. Elle alla même jusqu'à exiger de la faiblesse d'Hérode la mort du réformateur, qui avait stigmatisé ses vices. Hérode céda. Un bourreau trancha la tête de saint Jean-Baptiste et l'apporta sanglante à Hérodiade au milieu d'un festin. Nous avons trouvé sur ce sujet un chef-d'œuvre littéraire; c'est un admirable passage de la *Christiade* de l'abbé de la Baume, dont la publication, au dix-huitième siècle, fut vouée aux flammes par le Parlement; nous en ferons profiter nos lecteurs. L'abbé de la Baume expose ainsi la scène entre Hérode et Hérodiade :

« Déjà les tables sont dressées dans un magnifique salon au milieu des vastes galeries, et couvertes des mets les plus exquis; le roi et Hérodiade s'asseyent sur des lits de drap d'or, ombragés d'un pavillon volant de couleur de pourpre. Les courtisans se placent ensuite selon leur rang. Alors Hérode prenant la coupe royale pleine de vin, et se tenant debout : « Courtisans, dit-il, que ce jour, mémorable par la divinité de César, soit à jamais heureux pour nous et pour nos descendants; » il dit, et portant légèrement la coupe à la bouche, il boit et la remet à Hérodiade qui, après avoir bu la fait passer dans les mains de la princesse. Dès lors les libations se font avec toute la sensualité et la pompe romaine. Le vin fameux de Lesbos coule dans les riches coupes des conviés. Les mets, servis par cent esclaves grecs, se succèdent, et ravissent tour à tour la vue et le goût. Déjà, à l'aide du délectable nectar de Scio, l'intempérance, fidèle compagne de la bonne chère, brille dans les yeux des convives dissolus. Bientôt la raison, épouvantée de tant d'excès, s'envole et cède la place à la folle tendresse. Alors on se couronne mutuellement de fleurs; les parfums de Panchase et de Jéricho fument sur les buffets et dans les brasiers d'or. Hérode cède au torrent des plaisirs; échauffé par les sons séducteurs de la musique, son cœur perfide se livre tout entier aux charmes de la volupté. Hérodiade l'animait de ses regards criminels, et dans la surprise d'une coupable ivresse, ce prince donnait tout aux sens et rien à la raison; quand pour achever de la lui faire perdre et de le plonger dans une mer de délices, la jeune Hérodias prit dans ses mains une lyre, et maria sa belle voix aux sons harmonieux de cet instrument. Elle chanta d'abord la généalogie des Césars, leur gloire, leurs triomphes et leurs apothéoses; elle chanta les actions les plus mémorables de Tibère et de Germanicus, son neveu, la plus chère espérance de l'empire romain, et les mit tous les deux au nombre des dieux. Ensuite elle rappela les délices de la Campanie, et les plaisirs enchanteurs de l'île de Caprée. Puis elle célébra la fondation de Tibériade; et par un mélange aussi délicat que flatteur, les noms des fondateurs se trouvèrent confondus avec celui en faveur duquel elle était bâtie. Bientôt montant sa lyre sur un ton plus tendre, elle chanta les amours des dieux, et leurs diverses métamorphoses; l'hyménée d'Hérode et d'Hérodiade fut aussi chanté sous l'emblème mystérieux du grand Jupiter, et de sa sœur la belle et jalouse Junon. Hérode Antipas écoutait la jeune princesse avec une attention qui tenait de l'enchantement; car qui n'aurait été frappé des accords mélodieux de cette lyre? Satan la touchait; la volupté chantait, et la jeune Hérodias triomphait par les attraits et les charmes de Bélial. Toute la cour d'Hérode, quoique nombreuse, observait un silence attentif; personne n'osait respirer dans la crainte de troubler l'harmonie de ce concert ravissant; chacun était dans une profonde extase; lorsque tout à coup la princesse s'élança au milieu de la salle avec une souplesse de corps d'autant plus admirable que chaque pas qu'elle formait caractérisait parfaitement les danses pantomimes des Grecs, et que par ses différents mouvements tantôt passionnés, tantôt languissants, elle enlevait tous les spectateurs et les égarait avec elle dans les passions qu'elle inspirait. Hérode ne put tenir plus longtemps contre tant de charmes : « Que vois-je? s'écria-t-il, est-ce une divinité, ou une mortelle qui paraît à mes yeux? Est-ce Hébé, Diane ou Flore, qui

a quitté le séjour céleste pour orner cette fête et faire
nos plaisirs? Venez, princesse, dit-il en s'adressant à
Hérodias; «et lui tendant les bras: «Vous qui possédez
le grand art de captiver les cœurs, venez, et montez
sur le trône; vous seule êtes digne de régner. Quel
prix peut-on adjuger à tant d'attraits? Demandez,
princesse, les refus ne sont point faits pour vous; demandez, je jure par la fortune de César et son immor-
telle prospérité, de vous tout accorder, fut-ce la moitié
de mon royaume! »

« Il dit et posa son diadême sur le front de la jeune
Hérodias, qui, fière d'une si éclatante fureur, et bien
instruite par sa mère, la vindicative Hérodiade, n'hésita
pas à demander la tête de saint Jean-Baptiste. A cette
demande cruelle Hérode reconnut son imprudence,
mais trop tard; il était lié par un serment qu'il ne
pouvait violer sans encourir la disgrâce de l'empereur.
La politique et l'amour exigeaient cette victime; mais
l'horreur d'un pareil attentat s'y opposait. Hérodiade
s'en aperçut, et aussitôt, d'un ton flatteur, appuyant
la demande d'Hérodias, sa fille : « Prince, dit-elle à
Hérode, vous hésitez; la parole des rois n'est-elle pas
plus sacrée? Le nom de César n'y a-t-il pas mis un
sceau inviolable? Pour qui tant de ménagement? Pour
un vil imposteur, un prétendu prophète? Achab ne
donna-t-il pas à Jézabel le sang des prophètes dont
l'audace avait su lui déplaire? Je ne demande pas cent
têtes; une seule me suffit: c'est celle de Jean. Songez

que vous la devez; vous la devez au nom auguste de l'Empereur, par lequel on ne jure point en vain; vous vous la devez à vous-même, à la religion du serment, au repos de vos sujets, et à celui de la triste Hérodiade, que ses censures ont déshonorée. Oui, prince, poursuivit-elle tristement, il faut que Jean périsse, ou que l'épouse infortunée du tétrarque de la Galilée aille cacher sa honte et pleurer ses malheurs dans des déserts inconnus aux humains : l'amour, vous le savez, fit tout le crime de la trop sensible Hérodiade. Ciel, oublie ses faiblesses, s'il est possible! Mais vous, ô généreux prince, ne perdez jamais la mémoire que sans Hérode, sans cet aimable séducteur, la petite fille d'Aristobule, l'affligée princesse de la Traconite, encore dans ses états auprès de Philippe, son roi et son époux, le cœur libre de passions, jouirait de toute sa vertu, et coulerait des jours purs et innocents dans le devoir d'un premier hyménée. Aujourd'hui triste jouet de la fortune et de l'amour, on me refuse la tête d'un homme vil, d'un téméraire qui m'a ravi l'honneur : à quelle offense étais-tu donc réservée trop sensible Hérodiade ? »

« Elle cessa: ses pleurs, artificieusement répandus, achevèrent le reste. Hérode voulut en vain éluder sa parole; la fierté d'Hérodiade et la douceur d'Hérodias arrachèrent de lui l'ordre inique qui devait priver de la vie le grand prophète du Jourdain; tel fut l'arrêt de mort que l'impudicité surprit à la tyrannie par le secours de la débauche; elle était poussée aux derniers excès, lorsqu'un affreux satellite dont Satan avait dirigé le bras et le glaive parut dans la salle du festin portant dans un bassin la respectable tête de saint Jean–Baptiste. Hérodiade, altérée de vengeance et de sang, la reçoit avec transport des mains de la princesse, et la place au milieu de la table parmi les mets du festin. Elle la contemple sans crainte et sans remords; en ce moment la joie de voir son ennemi abattu la fait éclater en invectives les plus sacriléges : cette tête, fumante de sang, avait les yeux et la bouche ouverts, comme pour déclamer encore contre les nouveaux crimes qu'on la forçait à voir, même après sa mort. Ses regards étaient vifs et perçants; nul des coupables convives ne se sentit assez d'assurance pour les soutenir; il en sortait un feu qui portait le trouble et la frayeur dans l'âme. Hérode ne put y tenir, et frémissant d'horreur à l'aspect de son juge, quoique sans vie, il allait prendre la fuite, lorsque Hérodiade, le retenant par le bras, « Que craignez – vous, prince, lui dit–elle, notre censeur n'est plus? » Puis, s'armant d'un poinçon aigu qu'elle tire de ses cheveux, « Voyons, reprit-elle, si cette langue qui brave les rois, sait résister à leurs coups? » A l'instant elle veut percer la langue du prophète dans sa bouche entr'ouverte; mais ô prodige! elle échappe, un son articulé en sort et fait entendre un nouveau reproche. Hérode, effrayé, s'élance hors de la table; Hérodiade veut en vain le retenir; les convives, épouvantés, se jettent en foule après lui et fuient avec horreur hors de la salle du festin. Hérodiade, Satan et Bélial restent seuls à contempler leur triomphe et leur première victoire. »

IV

LA FEMME DU ROI CANDAULE.

Descendre de la belle Hérodiade à la femme du roi Candaule, c'est tomber fort bas.

Or, le vaniteux roi de Lydie, Candaule, eut la folle indiscrétion de montrer à Gygès, l'un de ses officiers, sa femme nue pendant qu'elle prenait son bain, en le plaçant dans un endroit où il croyait que

III.

ni lui ni son officier ne seraient vus. Malheureusement la reine de Lydie découvrit
cette criminelle indiscrétion. Elle fit venir
Gygès et le pria de choisir entre sa mort
ou celle du roi. Gygès n'hésita pas ; il tua
Candaule et s'empara ainsi de son trône
et de son lit. Platon donne une autre version ; il prétend que Gygès, au moyen d'un
anneau qui le rendait invisible, aurait ravi
à Candaule le trône et la vie. La première
narration historique nous semble préfé-
rable à cette version quelque peu fabu-
leuse.

V

LAODICE.

C'est encore un sentiment de vengeance qui jeta dans la voie du crime Laodice, reine de Syrie, en l'an du monde 246 avant Jésus-Christ. Le malheureux Antiochus Théos, qui n'avait pas la puissance d'un Dieu, malgré son nom, fut contraint de terminer une guerre désastreuse avec l'É-gypte, par une alliance avec Bérénice, la fille de Ptolémée, son vainqueur; il lui fallut donc répudier Laodice, sa femme, déshériter ses enfants du premier lit, et désigner pour ses successeurs les enfants qui naîtraient du nouveau mariage. Quand on a offensé un homme, une femme surtout, il est dangereux de leur fournir l'occasion de se venger. Le roi de Syrie ne tint pas compte de ce précepte de prudence. Son beau-père, Ptolémée, étant mort, il s'empressa de répudier et d'exiler Bérénice, et de reprendre sa première femme, Laodice, avec les deux enfants qu'il avait eus d'elle : Séleucus et Antiochus Hiérax.

La vindicative syrienne voulant punir un roi si versatile, qui changeait avec trop de laisser-aller de femmes et d'affections, l'empoisonna. L'ayant fait disparaître, elle mit dans son lit un certain Artimon, qui était la parfaite ressemblance, le parfait sosie d'Antiochus. Artimon joua la comédie de la mort avec un merveilleux talent;

les dignitaires de la Syrie et de la Perse ayant été appelés, Artimon leur déclara d'une voix éteinte que son fils aîné Séleucus devait lui succéder. La scène terminée, le faux Antiochus disparut, et la mort du roi fut annoncée.

Laodice qui régnait sous le nom de son fils, résolut de se venger de celle qui l'avait remplacée, comme elle s'était vengée de son mari. Bérénice s'était enfuie à Daphné. Laodice assiégea la ville, dont la garnison se rendit et livra Bérénice à sa rivale, qui la fit immédiatement périr, ainsi qu'un grand nombre d'Égyptiens. Mais ses crimes furent presque aussitôt châtiés que commis. Le frère de Bérénice, Ptolémée, réunit les troupes d'Égypte et marcha contre la reine de Syrie. Détestée, méprisée, elle fut abandonnée de ses troupes. Ptolémée la châtia par un horrible supplice.

VI

AMESTRIS.

En Perse, pendant le règne de Xercès, nous retrouvons les funestes effets de la vengeance des femmes. Le voluptueux Xercès, voulant gagner le cœur de Maryste, sa belle-sœur, ordonna à son fils Darius d'épouser Arsainte, la fille de sa belle-sœur. Mais la rusée Maryste détourna la passion du roi sur sa propre fille, sur

Arsainte, dont, en effet, le roi ne tarda pas à être fort épris. Une robe trahit ces honteux trafics de l'amour. C'était une robe splendide, d'une luxuriante richesse, cadeau de la reine Amestris à son époux. On concevra la fureur d'Amestris lorsqu'elle vit sa robe portée à la cour par l'imprudente Arsainte. C'était une humiliation, c'était un défi insolent qui lui était porté. Amestris résolut de tirer une vengeance exemplaire de Maryste, qui était la cause première de l'égarement du roi. Le jour de la naissance de Xercès, elle lui demanda que Maryste lui fût abandonnée. N'osant pas contrevenir à l'usage tyrannique de la cour de Perse, qui enjoignait au roi d'accorder à sa femme tout ce qu'elle exigeait ce jour-là, Xercès céda. Dès que la princesse Maryste fut remise aux mains de la farouche Amestris, celle-ci lui fit couper les mamelles, la langue, le nez, les oreilles, les lèvres, qu'on jeta aux chiens, devant elle. Dans cet horrible état de mutilation, Maryste fut renvoyée à son époux. Le frère de Darius partit aussitôt pour la Bactriane, afin d'y lever une armée. Mais il fut atteint en route par les cavaliers de Xercès, qui le tuèrent.

Joignant la folie de la superstition à celle de la vengeance, la reine Amestris sacrifia aux dieux infernaux quatorze enfants des premières familles de Perse, qui montèrent sur un bûcher. Tant de crimes et de débauches reçurent leur récompense. Xercès fut tué par un capitaine des gardes, un hyrcanien nommé Artabane, à qui il avait donné l'ordre d'assassiner Darius, un des fils de Xercès. Le judicieux Artabane préféra frapper le père.

VII

PARYSATIS.

La cour des rois de Perse était souillée par tous les crimes : les princes semblaient altérés de voluptés, et les princesses de meurtres et d'adultères. Quelques années après l'horrible Amestris apparaît la féroce Parysatis, qui ensanglanta le règne de son frère Darius Nothus, dont elle était devenue la femme. Elle adorait et protégeait un de ses fils, Cyrus, vraiment digne d'elle, car il avait envoyé au supplice deux de ses parents qui avaient violé l'étiquette en se présentant devant sa personne sans couvrir leurs mains avec les manches de leurs robes. Son troisième fils, Teriteuchème, était également un joli échantillon de prince. Il avait épousé une fille de la reine Parysatis, appelée Amestris. Étant devenu amoureux de sa belle-sœur, Roxane, il tua sa femme, et une fois libre prétendit épouser Roxane. Mais le roi, indigné, voulut punir Teriteuchème, qui se révolta et fut assassiné par un de ses favoris. Parysatis célébra les funérailles de sa fille Amestris en faisant scier Roxane et massacrer sa famille.

A la mort de Darius Nothus, Cyrus, encouragé par sa mère, disputa le trône à son frère Artaxercès Mnémon. Après avoir vainement tenté de l'assassiner, il leva une armée de Grecs, et fut tué au milieu de la bataille qu'il livra à son frère par Mithridate et l'eunuque Mézabare. Parysatis joua aux dés la tête de l'eunuque et la gagna. Comme Artaxercès pleurait la mort prochaine de son favori : « Vous vous fàchez comme un enfant de la perte d'un eunuque, lui dit-elle, tandis que moi j'ai perdu mille dariques sans me plaindre. » Non contente de la mort de Mézabare, elle fit périr Mithridate par le supplice des *auges*. Mithridate, enfermé entre deux troncs d'arbres creusés, languit plusieurs jours au milieu de tourments atroces, et périt dévoré par les vers et les insectes.

Enfin l'horrible reine Parysatis couronna sa vie criminelle par l'empoisonnement de sa belle-sœur Statira, en lui donnant dans un festin la moitié d'un oiseau qu'elle avait préparée. Statira expira après avoir souffert d'atroces convulsions. Le roi ordonna qu'on mît à la question toutes les femmes. Une d'entre elles avoua avoir frotté de poison le couteau de Parysatis. Elle fut condamnée à avoir la tête écrasée entre deux pierres, et Parysatis fut exilée à Babylone. Le monstre y mourut.

VIII

OLYMPIAS.

Une femme criminelle peut enfanter un
grand homme. Ce fait se vérifia par Olympias, mère d'Alexandre le Grand, que Philippe, las de son humeur jalouse, de son
caractère hargneux, répudia, pour épouser
Cléopâtre, nièce d'Atale. Comme ce roi,

dans le festin de noces, émettait le vœu
que Philippe eût bientôt un héritier légitime de sa nouvelle épouse, Alexandre,
l'entendant, lui jeta sa coupe à la figure
en s'écriant : « Eh quoi! misérable, me
prends-tu pour un bâtard? » Philippe
chercha à percer son fils de son épée, mais
il tomba, et Alexandre s'échappa en disant : « Voilà un roi bien capable de mar-
cher en Asie, lui qui ne peut aller d'une
table à l'autre! » Alexandre s'enfuit en
Épire avec sa mère.

Quelques années plus tard, le roi de
Macédoine assistait à la noce de sa fille,
nommée aussi Cléopâtre, avec le roi d'É-
pire, lorsqu'il fut frappé mortellement d'un
coup de poignard au milieu de son brillant
cortége par un jeune Macédonien. Pausanias, le meurtrier, fut massacré immédiatement; mais Olympias, intervenant, ordonna qu'on fît de pompeuses funérailles
à Pausanias; elle égorgea elle-même le

fils de Cléopâtre entre les bras de sa mère. Chacun fut convaincu alors que le bras de Pausanias avait été armé par l'épouse répudiée.

Après la mort d'Alexandre, Olympias qui vivait obscurément en Épire, revint en Macédoine, pour se mettre à la tête du parti royal et s'associer au gouvernement d'Aridée, frère naturel d'Alexandre, qui avait été reconnu roi de Macédoine. Ne pouvant supporter le partage de la puissance, même avec le faible Aridée, à qui elle avait donné dès son enfance un breuvage qui avait altéré sa raison et affaibli son corps, elle le fit tuer, puis elle envoya à la reine Eurydice, femme du roi Aridée, un poignard, une corde et une coupe de ciguë, en lui ordonnant de choisir son genre de mort. Le choix était assez embarrassant. Cependant Eurydice opta pour la corde.

Les crimes d'Olympias ameutèrent contre

elle toutes les populations. Elle fut assiégée dans Pydna, où elle s'était retirée. Condamnée à mort, elle fut mise en pièces par les enfants et les parents de ses victimes.

IX

LES CLÉOPATRES.

Les reines criminelles du nom de Cléopâtre sont assez communes dans l'histoire : nous ne parlerons ici que des plus célèbres. La première vivait en l'an du monde 3859, cent quarante-cinq ans avant Jésus-Christ. Veuve de Ptolémée Philométor, roi d'Égypte, elle épousa Physcon, successeur de Philométor, malgré l'étroite parenté qui l'unissait déjà à lui : elle était sa sœur. Mais en Égypte l'inceste était une bagatelle. Le jour de son mariage, le roi Physcon, pour donner sans doute plus d'éclat à la noce, crut à propos d'égorger de sa propre main le petit prince, fils de Philométor et de Cléopâtre, auquel un parti d'Égyptiens avait voulu rendre le trône. Continuant ses mesures de prudence, il fit mourir les partisans de son frère qui lui avaient disputé le pouvoir suprême ; après ces exécutions sommaires, il se livra à tous les excès. Las de Cléopâtre, il la répudia pour épouser la fille de cette reine, nommée Cléopâtre, comme sa mère. La jeunesse d'Alexandrie murmurait contre un tyran si odieux. Elle fut rassemblée, sous prétexte de jeux dans l'Hippodrome, et les soldats la massacrèrent. Un des propres fils de Physcon, qui gouvernait la

Cyrénaïque, fut tué par ses ordres. Le peuple, reprenant quelque énergie en présence de tant d'infamies, brisa les statues du tyran et confia le gouvernement de l'Égypte à Cléopâtre, sa première femme. Pour s'en venger, Physcon égorgea le fils qu'elle lui avait donné; son corps, coupé en morceaux, fut mis dans une caisse et offert à la reine dans une fête. Les Égyptiens, furieux, prirent les armes et marchèrent contre Physcon. Mais ils furent vaincus. Le tyran entra vainqueur dans Alexandrie, d'où s'était échappée Cléopâtre. Elle se réfugia en Syrie, à la cour de Démétrius Nicator, qui avait épousé l'une de ses filles, une Cléopâtre aussi, qui fut un monstre, et dont nous allons tout à l'heure raconter l'odyssée.

Le roi Ptolémée Physcon, après avoir assassiné ses enfants et une partie de ses sujets, après avoir défié le ciel et la terre par des débauches et des infamies de tout genre, mourut paisiblement à Alexandrie, à l'âge de soixante-treize ans. Il avait régné vingt-neuf ans. Avant d'expirer, il chercha à réparer ses torts envers sa femme en lui laissant le pouvoir de donner le gouvernement de l'Égypte à l'un de ses deux fils, Lathyre ou Alexandre. Cléopâtre eût préféré Alexandre, mais Lathyre lui fut imposé par le peuple, très-étrange dans ses volontés, car il força ce même Lathyre à répudier sa sœur Cléopâtre et à épouser Sélène, son autre sœur. Entre la mère et le fils la guerre éclata. Quelques eunuques de Cléopâtre se blessèrent légèrement, parcoururent les rues d'Alexandrie. La reine, en larmes, s'écriait que Lathyre avait voulu l'assassiner, et n'avait pu que blesser ceux qui la défendaient. Le peuple se souleva; Lathyre s'enfuit en Chypre, où il régna. S'il faut en croire Josèphe et Strabon, Lathyre aurait livré sur les bords du Jourdain une bataille sanglante aux Juifs, et après leur avoir pris des milliers de prisonniers, il les aurait fait manger par ses soldats. Une telle monstruosité donne une idée des mœurs barbares de ces temps. Toujours en guerre avec sa mère, Lathyre ne rentra en Égypte que lorsque son frère Alexandre, devançant les ordres homicides de sa mère dirigés contre lui, eut fait assassiner la reine Cléopâtre. Le peuple chassa Alexandre et rappela Lathyre.

Nous changeons de contrée : d'Égypte nous nous rendons en Syrie, mais nous ne changeons pas de Cléopâtre. Il s'agit de la fille de la reine d'Égypte, reine elle-même de Syrie, femme de Démétrius Nicator, si bien sa femme que, le roi de Syrie ayant été vaincu par un aventurier nommé Zébina, elle se hâta de l'abandonner et de lui fermer les portes de la ville de Ptolémaïde, où Démétrius Nicator croyait trouver un refuge après sa défaite. Déçu complétement, il se retira à Tyr; il y fut massacré. La conduite de Cléopâtre avait été motivée par deux raisons péremptoires : la première, parce que son mari l'avait délaissée pour épouser Rodogune, princesse parthe; la seconde, parce que elle-même, profitant de l'absence du roi, s'était livrée à Antiochus, frère de Démétrius. Après la mort de ce malheureux roi, son fils Séleucus, sous la tutelle de sa mère, monta sur le trône. Mais Cléopâtre, craignant l'ambition et le ressentiment de son fils, le laissa régner un an, et l'envoya rejoindre Démétrius en lui enfonçant elle-même un poignard dans le sein. Elle donna le pouvoir à Antiochus Grypus, son second fils, auquel, quelques années plus tard, elle présenta une coupe empoisonnée pour le punir d'avoir secoué son joug. Comme Antiochus faisait observer très-respectueusement à sa digne mère que cette

coupe pouvait bien contenir du poison,
Cléopâtre, hors d'elle, avala le contenu de
la coupe d'un trait et expira.

Elle s'était rendue justice.

LES

FEMMES DES CÉSARS

2   IV.

Cléopâtre. — Pompéia. — Livie. — Julie. —
Messaline. — Agrippine. — L'eunuque
Sporus. — Poppée. — Faustine.

I

CLÉOPATRE

Dans des temps sans vertu, où la satis-
faction des sens et le triomphe des passions
sont le but suprême de l'homme, la femme
dispose des empires en abaissant à ses
pieds les empereurs. Grâce à sa luxuriante
beauté, à ses attraits naturels, Cléopâtre
eut plus de puissance que si elle eût commandé les armées romaines. Elle fut la

maîtresse des Césars; elle vit à ses genoux le grand César et Marc-Antoine. Beaucoup d'autres princes cédèrent à ses charmes. Deux chefs d'empire, cependant, eurent la force de lui résister et de la mépriser : Octave et Hérode.

Cléopâtre fut une création de César lui-même. Lorsqu'il eut complétement défait les Égyptiens, il lui donna la couronne d'Alexandrie et de toute l'Égypte, en lui adjoignant le frère de Ptolémée, encore enfant, et, oubliant toute dignité, toute gloire, il passa ses jours auprès de la nouvelle reine en festins, en fêtes, en plaisirs de tout genre. Il en eut un fils qui fut nommé Césarion. Forcé de quitter sa voluptueuse maîtresse pour combattre le fils de Mithridate, il n'oublia pas Cléopâtre, car il avait résolu de la faire asseoir à ses côtés sur le trône de la ville éternelle. Après sa mort, le tribun Helvétius Cinna révéla que César avait projeté une loi en vertu de laquelle les citoyens romains auraient eu le droit d'épouser plusieurs femmes, sans en excepter les étrangères.

La mort de César empêcha la réalisation de ce honteux projet. Cléopâtre se déclara naturellement hostile aux derniers défenseurs de la liberté romaine. César lui avait laissé quatre légions; elle les envoya au secours des triumvirs; mais Cassius arrêta ces légions et les désarma. La fortune ayant été contraire à Brutus, à Cassius et à leurs partisans, les triumvirs se partagèrent l'empire romain. L'Orient échut en partage à Marc-Antoine. Immédiatement il prit possession de ses États; on le vit en Asie traîner à sa suite une légion de courtisans et de courtisanes; il frappait les princes qui ne se courbaient pas devant lui et donnait des couronnes aux femmes qui se prostituaient à ses passions; c'est ainsi que Sysène, époux de Glaphyre, eut le trône de Cappadoce en abandonnant sa femme à la couche d'Antoine. Hérode, par ces flatteries, obtint de ce nouveau satrape couronné le gouvernement de la Judée.

Mécontent de la reine d'Égypte, Antoine lui envoya l'ordre de venir se justifier. Cléopâtre régnait seule en Égypte; elle avait empoisonné le jeune Ptolémée à l'âge de quinze ans, âge de sa majorité. Antoine, qui s'attendait à voir une suppliante, fut à la fois étonné et ravi de l'ingénieuse manière de se justifier qu'imagina la charmante reine d'Égypte. Aussi belle et aussi peu parée que Vénus, elle apparut dans une galère d'or, entourée de ses suivantes, qui, transformées en grâces, en nymphes, en naïades, faisaient entendre des chants mélodieux. C'était une mythologie voluptueuse en actions. Antoine ne résista pas à cet enivrant spectacle. Il s'embarqua sur la galère de Cléopâtre et la suivit en Égypte. Dès ce moment, il fut l'esclave de sa nouvelle maîtresse, qui, après avoir complétement subjugué un Jules-César, n'eut pas de peine à asservir un Marc-Antoine.

Elle l'entoura d'un luxe inouï, d'une magnificence sans exemple. Toutes les richesses de l'Asie furent prodiguées, gaspillées, pour distraire cet amant tombé plus bas qu'un vil satrape. Cléopâtre cherchait continuellement à séduire, à éblouir cet esprit esclave des plus grossières passions. Antoine l'avait défié de dresser un festin qui coûtât deux millions. Cléopâtre fit dissoudre dans le vinaigre une perle de la valeur d'un million et l'avala. S'étant assuré de la docilité absolue de son amant, Cléopâtre exigea qu'il ordonnât le meurtre de sa sœur Arsinoé, réfugiée dans le temple de Diane, à Milet. Antoine céda à son désir, et la sœur de Cléopâtre fut assassinée.

Cependant, Octave était indigné de voir

Antoine s'abaisser à ce point. Celui-ci dut se rendre à Rome. Il se réconcilia avec son collègue en épousant sa sœur Octavie.

La guerre des Parthes ramena Antoine en Orient; il ne tarda pas à reprendre les voluptueuses chaînes de Cléopâtre; elle lui reprocha en termes violents de l'avoir sacrifiée à Octavie. Elle se considérait comme sa femme légitime et lui interdisait le droit d'accepter aucun autre hymen. Le lâche Antoine s'abaissa jusqu'à la supplication, jusqu'à l'infamie. Il renvoya Octavie d'Athènes à Rome, la répudia, et, trahissant sa patrie, il livra à la reine d'Égypte la Phénicie, l'île de Chypre, la Cilicie, une partie de la Judée, de la Syrie et de l'Arabie. Voulant agrandir encore ses États, sous prétexte de toucher un tribut, Cléopâtre se rendit en Judée, espérant soumettre Hérode à ses charmes. Mais ses calculs furent déjoués. Hérode, qui la méprisait et la détestait, l'accueillit froidement; on dit même qu'il tenta de la tuer. Elle revint en grande hâte en Égypte. C'était là qu'elle régnait en souveraine absolue sur ses sujets, et sur le premier de ses sujets, Antoine. Il était tellement dégradé qu'il osa promettre à Cléopâtre l'empire romain. L'histoire mentionne une cérémonie d'un ridicule somptueux qui consacre cette folie. Cléopâtre se fit couronner à Alexandrie avec son amant, portant le costume d'un roi d'Asie. Cléopâtre s'était modestement contentée du nom et de la parure de la déesse Isis. Au bas du trône où paradaient ces deux fous voluptueux, se trouvaient Césarion, fils de Jules-César, Alexandre et Ptolémée, tous deux fils de Cléopâtre et d'Antoine. Le couronnement terminé, le monde fut partagé entre Antoine, Cléopâtre et ses enfants.

Pendant qu'Antoine, vêtu à l'orientale, noyait dans de basses voluptés son nom de romain et sa dignité d'homme, le rusé

Octave organisait son armée, se préparait à venger l'humiliation infligée à sa sœur, et à conquérir les états d'Antoine, qui ne reprit ses sens et sa raison qu'à la nouvelle terrible de la marche de l'armée d'Octave. Les légions romaines, triste enjeu d'un ambitieux et d'un voluptueux, se rencontrèrent dans le golfe d'Ambracie, près de la ville d'Actium. Antoine, qui commandait une armée de terre de dix-huit légions, et dont cinq cents vaisseaux portaient cent vingt mille soldats, aurait probablement terrassé son rival, s'il n'avait eu l'insigne faiblesse de traîner à sa suite les rois d'Orient et Cléopâtre elle-même. Effrayée au milieu de la lutte sanglante d'un combat naval, la reine d'Égypte s'enfuit avec une partie de sa flotte. Antoine la suivit lâchement. La flotte et les légions, abandonnées par leur général, se rendirent à Octave, auquel s'empressa de se soumettre Cléopâtre. En arrivant à Alexandrie, redoutant le sentiment des grands de l'Égypte, Cléopâtre les fit assassiner. Meurtre inutile qui n'empêcha pas la triste vérité de se faire jour. De Lybie, où il avait trouvé son armée soumise à l'autorité d'Octave, Antoine, humilié par une défaite honteuse, mais toujours passionné pour le véritable auteur de sa défaite, revint à Alexandrie. Cléopâtre l'avait déjà trahi; elle avait envoyé des ambassadeurs à Octave, en l'assurant de son dédain pour Antoine et en implorant son amitié. Son amant, qui ignorait cette perfidie, fut plus grand qu'elle; il demanda la conservation du trône de l'Égypte pour Cléopâtre; à cette condition il s'engageait à vivre en simple particulier à Athènes. Octave ne répondit à aucun de ces messages, et s'avança vers Alexandrie. Au dernier moment, Antoine se souvint de son ancienne valeur. Sortant d'Alexandrie à la tête d'une petite troupe, il battit l'ennemi. Il fut récompensé de cette vigoureuse action par les caresses et les baisers de Cléopâtre. C'étaient les derniers. Le lendemain il se vit abandonné de la flotte égyptienne. Antoine, en apprenant cette défection et la mort de sa maîtresse, se poignarda. Cléopâtre, enchantée de ce suicide, qu'elle avait déterminé en faisant répandre la fausse nouvelle de sa mort, espéra conquérir l'affection ou du moins la pitié d'Octave. Mais le nouveau César considéra avec un froid mépris cette reine prostituée. Dans son entrevue avec lui, Cléopâtre eut beau mettre en œuvre tous ses charmes, tous ses moyens de séduction, se jeter à ses pieds, le visage en larmes, les cheveux épars, découvrir son sein meurtri, montrer les portraits de Jules-César, faire lire ses tendres lettres qui lui promettaient son amour et son trône, s'écrier : « Voilà les images de celui qui vous a adopté et qui m'a protégée ; vous lui devez l'empire, et je lui dois ma couronne ! » Elle eut beau prier et s'abaisser, Auguste, impassible comme la fatalité, froid et dur comme le marbre, daigna seulement lui accorder la liberté d'ensevelir son amant. Antoine, embaumé, fut placé dans le tombeau des rois d'Égypte. Il l'avait bien mérité. Cléopâtre, découragée, songea au suicide. Jamais elle n'avait trouvé un homme de la trempe glaciale d'Octave; c'était décourageant; il ne lui restait plus qu'à mourir. Par son ordre, un paysan apporta un aspic dans une corbeille remplie de figues. Cléopâtre s'étendit sur son lit et se fit piquer par cet aspic, moins perfide, moins venimeux qu'elle. Son fils, Césarion, fut assassiné par ordre d'Octave. La seule qualité réelle de cette maîtresse des Césars fut d'aimer les lettres, de protéger les savants. Elle ordonna la reconstruction de la bibliothèque d'Alexandrie, à laquelle elle donna les deux cent mille volumes qu'Antoine lui avait envoyés de Pergame. Après la mort de Cléopâtre, l'Égypte fut déclarée province romaine.

II

POMPÉIA

La corruption des mœurs n'était pas moins profonde à Rome qu'en Asie, à l'époque d'Octave. La sévérité des mœurs effrayait le crime aux premiers temps de la République. A peine une femme dissolue et criminelle apparaissait-elle qu'elle soulevait l'opinion publique et recevait son châtiment. Ainsi, une Tarpéïa qui ouvre

la nuit la porte de Rome aux Sabins, est
frappée par ceux-là même qu'elle favorise.
Les Sabins tiennent leur promesse en l'é-
touffant sous une avalanche de bracelets.
La féroce fille de Servius, qui avait ordonné le massacre de son père, pour voir
Tarquin, son époux, roi de Rome, et qui
avait poussé la cruauté jusqu'à faire passer les roues de son char sur le cadavre
de Servius, resté sans sépulture, ést chassée de la ville, à la chute de Tarquin, par
un peuple furieux. Mais au temps des premiers Césars, les Romains avaient oublié la
vertueuse énergie d'une Lucrèce dont le
viol avait été vengé par le renversement
de la tyrannie et la proclamation de la
République; ils ne se souvenaient plus
du dévouement d'une Véturie, préservant
Rome du ressentiment de Coriolan, ni du
sacrifice d'un Virginius, immolant sa fille
outragée pour renverser les décemvirs.
La vertu, le désintéressement, l'amour de

la liberté, ne régnaient plus dans le cœur des Romains, atrophiés par l'ambition et la débauche. Le divorce, établi en l'an 500 de Rome, devenait contagieux. On prenait une femme pour s'en séparer. On se mariait trois ou quatre fois. Malgré la sévérité de la loi, l'adultère courait les rues, entrait la tête haute dans le gynécée. Les Cornélie étaient oubliées ou dédaignées; des courtisanes, comme Sempronia, souillées de tous les crimes, de toutes les débauches, disposaient des plus grandes influences, menaient la République aux abîmes; les armées de Rome s'entrechoquaient, se détruisaient pour une Cléopâtre. Ces fiers descendants d'Enée se courbaient bas devant les tyrans et devant les courtisanes.

Qui avait ainsi abaissé le caractère romain, détruit les mœurs et donné l'influence aux femmes perdues de vices?

Ce fut César, qui déshonora un grand

nombre d'épouses, parmi lesquelles Suétone cite : Posthumie, femme de Servius
Sulpicius, Lollia, femme d'Aulus Gabi-
nius, Tertulla, femme de Crassus, Mucia,
femme de Pompée. Dans les provinces,
comme à Rome, César violait fréquem-
ment la couche nuptiale; aussi ses soldats
répétaient-ils à la cérémonie du triomphe
de la Gaule :

« Citadins, gardez vos femmes; nous
amenons le chauve adultère. Dans la Gaule,
tu prodiguais l'or pour les femmes; ici tu
l'avais emprunté. »

Cette dernière épigramme rappelait les
dettes énormes contractées à Rome par le
conquérant des Gaules.

César, avant Antoine, abaissa la dignité
romaine au joug d'une reine étrangère.
Cléopâtre l'accompagna sur ses vaisseaux;
il la fit venir à Rome, d'où elle ne se retira
que couverte de richesses et d'honneurs.
Il avait résolu de l'épouser, action qui lui

aurait été facilitée par une loi projetée quelque temps avant sa mort, et en vertu de laquelle la polygamie aurait régné à Rome. Outre Cléopâtre, il aima plusieurs reines, entre autres Eunoé, femme de Bogud, roi de Mauritanie, qui, en mari complaisant, reçut d'importants présents. « Enfin, dit Suétone, pour que personne ne doute qu'il était tourmenté de désirs impudiques et adultères, j'ajouterai que dans un de ses discours, Curion le père l'appelle : « *Le mari de toutes les femmes, et la femme de tous les maris.* »

César eut trois épouses : Cornélie, fille de Cinna, répudiée; Servilie, mère de Brutus, sa dernière femme, qu'il affectionna particulièrement; et Pompéia, fille de Pompée et mère de Sylla, qu'il répudia dans les circonstances suivantes :

Au milieu des fêtes de la déesse Fausta réservées exclusivement aux femmes, et qui se célébraient alors dans la maison de

César, absent, s'introduisit un Romain perdu de débauches, Publius Claudius. L'amant, favorisé ou non par Pompéia, avait compté sans une esclave qui le reconnut, jeta des cris de Mélusine et appela toutes les femmes pour constater la profanation des mystères de la bonne déesse. César, qui était déjà fatigué de sa femme, profita de cette violation de domicile pour la répudier, en disant : « Je sais bien qu'elle n'est pas coupable, mais la femme de César ne doit pas même être soupçonnée... » Du reste il fut très-indulgent pour l'auteur de l'adultère ou de la tentative d'adultère. *Il ne le chargea pas,* comme on dit au palais. Il nia même avoir eu connaissance du fait, malgré la déposition fort claire, fort affirmative de sa mère Aurélia et de sa sœur Julie. Lorsque les juges, étonnés, lui demandèrent pourquoi il avait répudié sa femme : « C'est, répondit-il, que je veux que les miens ne soient pas moins exempts de soupçons que de crimes. »

Il venait à peine de répudier la fille de Pompée qu'il séduisait Mucia, femme de son beau-père, et le mettait lui-même dans la nécessité d'une répudiation.

« La corruption des mœurs était telle, observe avec justesse le comte de Ségur, que ce double divorce ne rompit point l'intelligence de ces deux hommes *qui s'accordaient pour renverser la liberté;* ils ne devinrent rivaux et ennemis que pour dominer sur ses ruines. »

Quand on parle de la corruption des mœurs de la République romaine, il faut donc en faire remonter la première cause à l'homme qui avait résolu de livrer Rome à la tyrannie et à la polygamie : à Jules-César.

III

LIVIE & JULIE

Octave-Auguste chercha à opposer une digue au débordement des passions en rétablissant quelques lois sévères, telles que la loi somptuaire, celle sur les adultères, celle sur les débauches honteuses, sur la brigue et sur les mariages. Mais il trouva une forte opposition au moment de l'application de ces lois. D'ailleurs, loin de prêcher d'exemple, Octave était le plus débauché de ses sujets. C'était une débauche hypocrite, dissimulée, comme sa tyrannie; mais Antoine avait raison de lui renvoyer ses sermons en le raillant sur ses adultères, sur les vierges qu'il avait flétries, sur toutes ses impudicités. Suétone rapporte qu'Auguste aimait principalement les vierges. Il mentionne aussi un banquet de douze divinités, dans lequel les convives étaient vêtues... comme les dieux et les déesses. Ce festin anacréontique ayant été dressé au moment d'une grande disette, les Romains, indignés, s'écrièrent que les dieux avaient tout mangé.

Comme César, Octave-Auguste épousa trois femmes : Livia Claudia Drusille, enlevée dans un état intéressant à Tibère Claude, son mari, dont elle avait déjà eu Tibère et Drusus, adoptés plus tard par Auguste; Claudia et Scribonia, répudiées. Julie, fille d'Auguste et de Scribonia, fut encore plus débauchée que sa mère ; son faste insolent, ses effroyables déportements, scandalisèrent Rome. Auguste en fut si honteux, si abattu, qu'il ne vint plus au sénat et se renferma chez lui, en proie à un désespoir réel. Il délibéra longtemps s'il devait tuer sa fille, dédaigneuse de tous ses avertissements, de toutes ses remontrances ; enfin il frappa ses amants, fit mourir Jules-Antoine, fils du triumvir, exila Agrippa, son petit-fils d'adoption, et le poète Ovide, compagnons habituels des débauches de Julie, puis il condamna sa fille à un exil éternel. Il la relégua si rigoureusement dans l'île de Trémitie, qu'aucun homme n'eut la permission de la voir ; il ne se souvint d'elle qu'au moment de la mort, pour la maudire et défendre qu'on confondît ses cendres avec les siennes. A son lit de mort, ce grand comédien de la tyrannie demanda un miroir, se para, et dit à ses amis : « Ne trouvez-vous pas que j'ai assez bien joué mon rôle dans le drame de la vie humaine? Battez donc des mains pour l'auteur, et applaudissez la fin de la pièce. »

Livie, qui avait déjà fait empoisonner Germanicus, destiné par Auguste au trône, fut soupçonnée d'avoir empoisonné l'empereur, dans son ardent désir de hâter le règne de son fils Tibère.

Sous la domination du monstre qui émit le vœu que le genre humain finît avec lui, la dissolution des mœurs devint tellement profonde, que le sénat rendit plusieurs décrets contre la débauche des femmes qui échappaient à l'application de la loi contre l'adultère, en se faisant inscrire au nombre des courtisanes attachées aux maisons de prostitution. Pour déjouer cette horrible ruse des adultères, la profession de courtisane fut interdite à celles qui auraient pour père ou pour mari un chevalier romain. Vistilia ayant déclaré sa

prostitution chez les édiles, son mari, Ti-
sidre, se crut assez vengé par cet aveu
public; mais on le blâma de ne pas avoir
appliqué la loi de l'adultère à sa femme
coupable. Vistilia fut envoyée dans l'île de
Sériphe.

Tous les efforts du sénat étaient impuis-
sants à guérir la corruption inoculée à
Rome par les Césars, qui comprirent très-
bien que la tyrannie et la débauche sont
sœurs. Le chef glorieux de la dynastie
césarienne avait donné la leçon; tous les
autres Césars la suivirent, et en même
temps que leurs antiques vertus, leurs
mœurs austères, les Romains perdirent
leur liberté sous l'empire des Césars.

Un homme et une femme étaient la satire vivante de cette décadence morale,
Germanicus et la vertueuse Agrippine.
Tibère chargea Pison et sa femme Plancine
d'empoisonner le dernier romain. L'arrivée
d'Agrippine à Rome, portant les cendres

de son époux, consterna les vrais citoyens. L'urne d'Agrippine contenait les cendres de la ville éternelle. Rome n'était plus que de nom. Agrippine ne tarda pas à être outragée, bannie par Séjan, nouveau favori de Tibère, qui, aspirant au pouvoir suprême, laissa mourir de faim, en prison, les enfants d'Agrippine. Elle-même périt de misère en exil.

Débarrassé des rayons trop éclatants de la grandeur de Germanicus, de la vertu d'Agrippine, Tibère cacha ses infamies sous les ombrages de l'île de Caprée. Les femmes les plus illustres n'étaient pas à l'abri de ses outrages; les vierges étaient enlevées à leurs parents; des troupes de jeunes gens des deux sexes, ceux-ci costumés en nymphes, ceux-là en faunes, se déshonoraient devant lui dans les lieux de prostitution qu'il avait établis à Caprée; il n'est pas de genre d'infamies qu'il n'ait inventées. Cet empereur scélérat fut étouffé sous ses oreillers par Macron, préfet du palais. Le peuple faillit devenir fou de joie à la nouvelle de sa mort. Mais sa joie fut de courte durée. Tibère avait créé Caïus Caligula à son image.

IV

MESSALINE

La débauche du nouvel empereur Caligula se confond avec la folie. Il se disait l'amant de Diane et affirmait avoir des entrevues nocturnes avec la déesse; en même temps, réclamant une origine criminelle, il publiait que sa mère Agrippine était née de l'inceste d'Auguste avec Julie. Pour continuer cette belle filiation, il eut un commerce incestueux avec ses trois sœurs; à table, il les faisait placer tour à tour au-dessous de lui, tandis que sa femme était au-dessus. Il livra bientôt Agrippine et Livie à ses compagnons de débauches, mais il se passionna pour sa troisième sœur, Drusilla, mariée à Longinus, auquel il l'avait enlevée. Il la mit au rang des dieux et l'institua héritière de l'empire. A la mort de Drusilla, une suspension générale des affaires fut ordonnée; tous ceux qui ne portèrent pas convenablement le deuil de cet amour incestueux furent condamnés à mourir. En revanche, Caïus Caligula appliqua la loi sur l'adultère à ses sœurs Agrippine et Livia, surprises avec Emilius Lepidus. Méprisant les femmes aussi bien que les lois, les dames romaines se virent contraintes d'immoler leur pudeur à ses caprices immoraux. Dès qu'il avait déclaré que telle femme *devenait l'épouse de César,* à l'instant le mari devait s'éloigner et oublier ses droits; au repas des noces de Livia Orestilla et de Pison, il dit à celui-ci, qui apprit ainsi qu'avant de consommer le mariage il n'était plus époux : « *Ne serrez point ma femme de si près.* » Il répudia Orestilla deux jours après, puis il l'exila pour avoir tenté de revoir son premier époux. Il eut de Césonia une fille qui le rendit fier de sa paternité, parce qu'elle avait la cruauté naturelle à ce point que de ses ongles elle déchirait le visage et les yeux des enfants qui jouaient avec elle. Chaque fois qu'il baisait le cou de sa femme ou de sa maîtresse, il ajoutait : « Cette tête si belle sera moissonnée quand je le voudrai. » Le prétorien Chéréa, à la tête d'un parti de conjurés, abattit ce monstre d'un coup d'épée dans la gorge.

La populace romaine jetait des cris de joie à la mort du tyran, mais non à la mort de la tyrannie; elle aimait trop ces despotes, qui lui donnaient du blé, des jeux, et abaissaient les grands caractères au niveau de l'infamie générale. Chéréa se poignarda.

Sous l'imbécile Claude César comme sous les féroces Tibère et Caligula, les femmes rejetèrent toute contrainte et embrassèrent tous les crimes, toutes les hontes. L'impudique Messaline dont le nom est resté comme un opprobre, gouverna Claude de concert avec les affranchis Pallas et Narcisse.

Les premières victimes de l'impératrice Messaline furent les gendres de Claude : Pompée et Sélanus.

Jalouse de la beauté de deux princesses, filles de Drusus et de Germanicus, Messaline les fit périr. Aussi cupide que débauchée, elle s'empara des jardins superbes de Lucullus, qui appartenaient à Asiaticus, en l'accusant de conspiration et d'adultère avec Poppée, femme de Scipion.

Le sénateur Asiaticus et Poppée se donnèrent la mort.

Messaline gouvernait l'empire selon ses
caprices; un sourire d'elle était la fortune,
un mot de mécontentement une condamnation à mort. Elle fit assassiner les deux
Julie, filles de Drusus.

La cruelle impératrice, rejetant toute
hypocrisie, se livra publiquement à tous
les désordres, souilla l'empire de toutes
les hontes; elle s'abandonna à des his-
trions, à des affranchis, même à des
esclaves. Elle emmenait les dames romaines dans les lieux de prostitution où
elle se rendait, les contraignant au dés-
honneur en présence de leurs époux.

« Vois quels furent les rivaux des dieux,
s'écrie Juvénal dans sa satire sur les *femmes*.
Écoute ce que Claude eut a souffrir. Dès
que son épouse le croyait endormi, préfé-
rant un grabat au lit impérial, l'auguste
courtisane s'évadait, suivie d'une seule

confidente; se glissait, à la faveur des ténèbres et d'une perruque blonde, dans une
loge fétide, et qui vaquait à son heure.
C'est là que sous le nom de Lycisca, Messaline, toute nue, la gorge retenue par un
réseau d'or, dévouait à la brutalité publique les flancs qui te portèrent, généreux
Britannicus. Elle flatte quiconque se présente, et demande le salaire accoutumé;
puis, se livrant au hasard, elle profite du
temps au gré de ses lubriques fureurs.
Elle sort enfin plus fatiguée qu'assouvie,
les yeux éteints, enfumée par la lampe,
toute souillée; elle rapporte l'odeur de cet
antre sur l'oreiller de l'empereur. »

Le vice tombe toujours dans sa propre
trappe. Le plus beau des Romains, Silius,
enflamma à ce point les sens de cette bac-
chante couronnée, qu'elle en devint folle.
Messaline, dédaignant de se cacher, traî-
nait chez son amant tout son cortége; elle
ne le quittait pas, s'attachait à ses pas, lui

prodiguant honneurs et richesses. Les esclaves de l'empereur, ses affranchis, ses
trésors, jusqu'aux ornements de son palais,
étaient à la disposition de l'amant de sa
femme. Messaline, profitant d'une absence
de Claude, se décida à célébrer publiquement ses noces avec Silius. On avait bien
vu des empereurs répudier des impératrices, mais une impératrice répudiant un
empereur, se mariant à son insu avec son
amant, c'était une innovation trop violente.
Claude aurait pourtant accepté cette situation d'époux et d'empereur *in partibus,* si
son entourage, favoris et affranchis, craignant un nouveau maître, ne lui avait fait
comprendre que n'étant plus époux, il ne
tarderait pas à n'être plus empereur.
Lorsque l'affranchi Narcisse lui apprit qu'il
était répudié, que des noces sacriléges et
adultères avaient été célébrées, Claude
ne sut quel parti prendre. Il était à tel
point attéré qu'il demanda à plusieurs re-

prises lequel de lui ou de Silius était empereur. Narcisse s'était trop avancé pour reculer; il s'autorisa du silence, de l'hésitation même de l'empereur et de l'indignation des prétoriens, pour prononcer lui-même l'arrêt de mort de l'impératrice et charger quelques soldats de l'exécuter.

Pendant ce temps, l'impudique Messaline, enivrée de voluptés, se réjouissait avec Silius dans sa maison de campagne, où elle donnait la fête des vendanges. Des bacchantes vêtues de peaux s'abandonnaient à leur délire; au milieu d'elles, Messaline, échevelée en ménade, et Silius, arrangé en faune, encourageaient les danses lascives et les chants tumultueux. La nouvelle de la colère de l'empereur, des efforts heureux qui avaient été faits pour sévir contre sa femme, publiquement adultère, arriva à Messaline au milieu de cette débauche insensée. A l'instant tous ces joyeux convives, toutes ces courtisanes, tous ces flatteurs de la puissance se dispersèrent. Messaline resta seule comme une pestiférée. Certaine d'échapper à sa disgrâce si elle parvenait auprès du faible Claude, elle se rendit à Rome, traversa à pied une partie de la ville, et enfin épuisée de fatigue, monta dans un tombereau d'ordures, que son contact infâme dut encore souiller. Les habitants de Rome la virent dans cet état d'abaissement avec une joie méprisante; pas un ne lui prêta aide. Arrivée au palais, elle voulut pénétrer jusqu'à l'empereur. Mais Narcisse avait prévu les dangers de l'entrevue; déjà Vibidia, la plus ancienne des vestales, avait en vain cherché à plaider la cause de Messaline, condamnée sans avoir été entendue. Narcisse chassa l'impératrice du palais; elle se réfugia dans les jardins de Lucullus, où vinrent la trouver les centurions chargés de la tuer. Elle fut aussi lâche au moment de sa mort qu'infâme pendant sa vie; elle

supplia, se roula à terre, implorant toujours la présence de Claude, qui oubliait
sa femme dans les délices d'un copieux
repas servi par les soins de l'habile Narcisse. Messaline ne pouvait se résigner à la
mort, malgré les mâles exhortations de sa
mère, Lépida. Un soldat offrit son épée à
l'impératrice; elle en approcha plusieurs
fois la pointe de son sein; enfin terminant
cette comédie lâche, le soldat prit la main
de Messaline et poussa le glaive dans sa
poitrine. Claude était encore à table lorsqu'on lui apprit la mort de sa femme. Il
avait donné l'ordre d'amener Messaline
devant lui, afin qu'elle se justifiât; mais
oubliant cet ordre, il demanda à boire, et
acheva son repas sans dire un mot de Messaline. Peu de temps après l'exécution de
Messaline, Claude demanda, en se mettant
à table, pourquoi l'impératrice ne venait
pas. Il lui arrivait souvent d'inviter à ses
repas les gens dont la veille il avait or-

donné l'exécution; il s'emportait contre eux et leur adressait des reproches sur leur paresse. En paraissant au sénat, il remercia l'affranchi Narcisse, qui avait veillé sur ses jours, et termina sa sotte harangue en disant que le mariage ne lui ayant pas réussi, il serait probablement plus heureux dans le célibat. En effet, Claude avait eu le malheur d'être l'époux des femmes les plus dissolues de Rome; il avait répudié avant Messaline quatre femmes : Lépida, Medullina, la débauchée Petina et Urgulanilla, qui tenta de le tuer. Il avait donc raison de songer sérieusement au célibat. Mais ses favoris en disposèrent autrement. Les affranchis se réunirent en grand conseil afin d'aviser quelle femme partagerait la couche de l'empereur. Ce qui dépeint à merveille les mœurs de Rome à cette époque, c'est l'empressement impudique des femmes à briguer une union avec Claude. Elles encombraient le palais en

faisant valoir chacune leur naissance, l
beauté ou leurs richesses. Narcisse aurait
désiré que Claude reprît Pétina, dont il
avait eu une fille, mais Agrippine, protégée
par Pallas, triompha ; comme nièce de
Claude, elle avait ses entrées franches au
palais ; grâce à cette liberté, elle avait pro-
digué des caresses de courtisane à Claude
et avait allumé en lui un désir de possession. Quoique le mariage entre un oncle
et une nièce fût incestueux, suivant les lois
romaines, l'hymen de l'empereur et d'A-
grippine s'accomplit sans protestation du
sénat. Un sénatus-consulte autorisa les
mariages des oncles avec leurs nièces, et
la difficulté fut levée. Le jour de l'hymen
impérial, Silanus, voulant sans doute rap-
peler Messaline au souvenir de Claude, se
donna la mort.

V

AGRIPPINE

L'empereur avait eu comme toujours la main malheureuse en prenant Agrippine; aussi scélérate que Messaline, la mère de Néron, d'un caractère énergique, capable de grandes choses, se montra fort habile et fort dissimulée. Elle relégua Claude au fond de son palais, puis elle s'empara de toutes les affaires. Le malheureux fils de

Messaline et de Claude, Britannicus, fut écarté, pendant que Néron, placé au premier rang, entouré de personnages distingués, recevait les leçons du savant Sénèque.

Agrippine fit périr toutes ses rivales, toutes celles qui alarmaient sa despotique ambition. Ayant projeté de donner l'empire à son fils Néron, au nom duquel elle espérait régner en maîtresse absolue, Agrippine ne souffrait pas qu'on eût quelque ascendant sur lui. La tante de Néron, Domitia Lépida, était, comme Agrippine, impudique, violente, ambitieuse; en un mot sa rivale en vices, en puissance, en fortune. Agrippine perdit Lépida en l'accusant d'enchantements sacriléges contre Néron. Le bourreau apporta la tête de Lépida à la cruelle Agrippine, qui rassasia sa vengeance.

Ombrageuse, acariâtre, jalouse de toute influence, de toute domination, Agrippine

lassa l'entourage de l'empereur. Les affranchis le réveillèrent de sa léthargie; ils
lui rappelèrent que par ordre d'Agrippine,
son fils languissait loin de lui; ils tirèrent
quelque sentiment de ce cadavre. Claude
demanda à voir son fils Britannicus, et le
serrant dans ses bras, il lui dit : « Grandis,
et je te rendrai compte de toutes mes actions. » Il ajouta en grec : « Celui qui t'a
blessé te guérira. » L'empereur donna des
marques non équivoques du repentir qu'il
éprouvait d'avoir épousé Agrippine et
adopté Néron; il lui échappa un jour dans
l'ivresse de dire : « Qu'il était destiné à
trouver des épouses infidèles et à les punir. » Ces paroles furent sa condamnation.
Agrippine, menacée, appela à son aide la
célèbre Locuste, véritable pouvoir dans
l'État, car elle était la reine du poison;
ses breuvages frappaient presque toujours
à coup sûr. Le poison préparé de la main
de Locuste fut mis dans un ragoût de

champignons, mets favori du prince. La constitution de Claude, quoique profondément atteinte, résista pourtant à l'effet meurtrier du breuvage de Locuste. Agrippine s'adressa alors au médecin Xénophon dont elle s'était assuré d'avance la complicité. Celui-ci, sous prétexte d'aider le vomissement, enfonça dans le gosier de Claude une plume imprégnée d'un poison subtil, « bien convaincu, dit Tacite, que s'il y a du péril à commencer les grands attentats, on gagne à les consommer. Britannicus, que l'artificieuse Agrippine serra entre ses bras au moment de la mort de Claude, en l'accablant de caresses, fut écarté du trône, et Néron s'en empara, aux acclamations d'une populace imbécile. Agrippine était satisfaite.

VI

ACTÉ. — POPPÉE. — L'Eunuque SPORUS

Agrippine avait eu un tel désir de faire régner Néron, qu'un augure lui ayant annoncé que son fils, s'il était empereur, serait peut-être la cause de sa mort, elle avait répliqué : « Eh bien, que je meure, pourvu qu'il règne. » Elle ajoutait mentalement qu'elle comptait bien régner en son nom. En cela elle se trompa gravement. Néron, irrité de l'infériorité où le tenait sa mère, de ses prétentions arrogantes, de sa volonté opiniâtre de gouverner en dehors de lui, résolut de se débarrasser d'elle. Il maintint au palais une affranchie nommée Acté, qui était sa maîtresse, et destitua Pallas, l'amant d'Agrippine. Folle de dépit d'avoir été vaincue par une vile maîtresse de son fils, Agrippine ne garda plus aucun ménagement; elle éclata en reproches, en injures, en menaces, et rappela à Néron que Britannicus, vivant encore, elle en ferait sa vengeance contre lui. C'était assassiner d'un mot le fils de Claude; en effet, Néron, inquiet et furieux, ordonna qu'on lui amenât Locuste, reléguée en prison pour empoisonnement; un premier breuvage donné à Britannicus ne réussit pas. Néron ordonne aussitôt le supplice de Locuste. qui achète sa vie en promettant un venin qui tuerait aussi vite que le fer. Ce venin fut servi dans un festin où se trouvaient Agrippine et Octavie, sœur de Britannicus; la mort fut foudroyante; tous les assistants s'enfuirent effrayés. Mais Néron, impassible, dit que c'était un événement ordinaire, causé par l'épilepsie dont Britannicus était attaqué depuis l'enfance. Agrippine, étrangère à ce meurtre, craignit pour elle-même après un tel coup d'essai de Néron. En effet, le fils se sépara de sa mère, qui fut reléguée dans l'ancien palais d'Antonius. Là, seule, détestée et abandonnée, le désert se fit autour d'elle; elle se rappelait en tremblant la prophétie de l'augure. L'histrion Pâris et Julia Silana l'accusèrent de conspirer contre l'empereur. Agrippine répondit courageusement à l'accusation «que les soupçons de Silana ne l'étonnaient point, puisque cette femme n'avait jamais eu de fils. » Néron fut forcé d'attendre un motif plus plausible pour tuer sa mère.

Le nouveau César ne cherchait plus à voiler ses débauches ni ses crimes. Il dés-

honorait les femmes mariées, faisait violence à la vestale Rubria, et après avoir
rendu eunuque un adolescent nommé Sporus, il l'ornait d'un voile nuptial, lui faisait
revêtir les insignes des impératrices, lui
constituait une dot, le prenait pour femme
en observant les cérémonies d'usage.

Cependant Poppée, épouse d'Othon, qui
surpassait en beauté toutes les femmes
de son temps, lui inspira par ses ruses et
ses caresses une passion effrénée. L'adultère fut bientôt suivi du mariage. Othon
fut envoyé en Lusitanie.

Le malheur d'Agrippine, conservant toujours l'espérance insensée de ressaisir le
pouvoir, était de lutter contre les maîtresses de Néron. Elle se brisa à Poppée,
comme elle avait échoué en combattant
Acté l'affranchie ; en vain essaya-t-elle
d'inspirer à son fils un amour incestueux,
Néron, dégoûté d'elle, irrité de la guerre
qu'elle faisait à Poppée, résolut de nou-

veau sa mort. Après avoir employé vainement trois fois le poison contre lequel Agrippine s'était prémunie par des antidotes, Néron se réconcilia avec sa mère, puis il l'attira à Baïes où il célébrait les fêtes de Minerve. En revenant de Baïes, sur le vaisseau commandé par Anycétus, le plancher de la chambre d'Agrippine s'effondre tout-à-coup. Crespérius est écrasé, mais la poutre qui portait Agrippine la soutint et la sauva. Tous ceux que le navire portait tombèrent à la mer. Ascéronia, dans l'espoir d'être secourue, s'écria : « Je suis l'impératrice ! » on l'assomma à coups de rames. Agrippine ne dit mot, se sauva à la nage, et appelant à son aide la dissimulation, chargea un affranchi d'instruire son fils du danger qu'elle avait couru. Pendant que l'affranchi rend compte de sa mission, le perfide Néron jette une épée entre les jambes de cet envoyé et le fait garotter comme un assassin aux ordres de sa mère, à laquelle il dépêche Anycétus à la tête de quelques soldats de la marine chargés de la punir de ce forfait imaginaire. Agrippine était couchée; à l'arrivée d'Anycétus la seule femme qui la gardait s'enfuit. Un centurion frappa de son bâton la tête de l'impératrice, qui, avec un admirable courage, dit au meurtrier, en découvrant son sein : « Percez-le, il le mérite; il a porté Néron. » L'odieux fils d'Agrippine vint alors, examina le corps dépouillé de sa mère et dit froidement : « Je ne croyais pas qu'elle fût si belle. »

Continuant ses forfaits, Néron, pour plaire à l'infâme Poppée, ordonna le meurtre de sa première femme, Octavie, reléguée dans l'île de Pintaria, après avoir été répudiée sous prétexte de stérilité. Les soldats de Néron la lièrent étroitement, et lui ouvrirent les veines. Comme le sang coulait trop lentement, on la mit dans un bain très-chaud, dont la vapeur l'étouffa;

par une cruauté plus atroce encore, sa tête ayant été coupée et apportée à Poppée, celle-ci laissa éclater sa joie immonde.

VII

FAUSTINE

Nous arrêtons ici la liste des femmes des Césars ; on a pu se convaincre par cet édifiant tableau que la tyrannie entraîne nécessairement avec elle la corruption, et que les Césars dégradèrent le peuple romain autant par la suppression de la liberté que par l'exemple contagieux de leurs mœurs effrénées. En vain cherchat-on à remonter ce fleuve d'immoralités qui submergeaient toutes les institutions; les courtisanes, maîtresses souveraines de l'État, disposèrent de la fortune publique aussi bien que des caprices des empereurs. Nous avons vu qu'il avait fallu interdire à la femme d'origine patricienne de se livrer publiquement à la prostitution; sous le règne de Claude, le sénat délibéra également sur la punition à infliger aux femmes qui avaient commerce avec des esclaves. Il fut décidé qu'elles seraient elles-mêmes tenues pour esclaves si elles s'étaient dégradées à l'insu de leur époux; pour affranchies, si c'était de son aveu. Ces digues moralisatrices furent rompues sous César Néron, ce mari de toutes les romaines, cet époux d'un eunuque, qui poussa la dépravation jusqu'à instituer la fête des Juvénales dont Tacite nous fait le tableau suivant :

« Ni la noblesse ni l'âge ne retinrent personne; on vit d'anciens magistrats exercer l'art d'un histrion grec ou latin, se plier à des gestes, moduler des chants indignes de leur sexe. Des femmes même, d'une haute naissance, étudièrent des rôles indécents.... Dans le bois qu'Auguste avait planté autour de sa naumachie furent construites des salles et des boutiques où tout ce qui peut irriter les désirs était à vendre. De là une affreuse contagion de crimes et d'infamies; et jamais plus de séductions qu'il n'en sortit de ce cloaque impur n'assaillirent une société dès longtemps corrompue. Les bons exemples maintiennent à peine les bonnes mœurs; comment, dans cette publique émulation de vices, eût-on sauvé le moindre sentiment de pudicité, de modestie, d'honneur? »

Héliogabale, dépassant s'il est possible les criminelles folies de Néron, fit du palais des Césars un lieu public de débauches, déclara publiquement qu'il était femme, prenant pour époux un esclave; il forma une académie de femmes prostituées et d'hommes dépravés qui ne discutaient que des questions obscènes et n'accordaient des prix qu'aux vices.

Brantôme observe avec justesse que « les empereurs paraissent s'être fort peu souciés de l'honneur de leurs femmes. » L'empereur Domitien reprit sa femme, Domitia Longina, qu'il avait répudiée, parce qu'elle passait ses journées avec le bateleur Pâris. Severus répondit à tous les rapports sur la conduite scandaleuse de l'impératrice qu'elle se nommait Julie, et que toutes les Julie étant sujettes à scandales, il fallait l'excuser. Marc-Aurèle ferma les yeux sur les désordres de l'impératrice Faustine. On conseillait à l'empereur Commode de faire tuer sa mère, tant sa violente et basse inclination pour un gladiateur scandalisait Rome ; Commode ordonna de tuer le gladiateur et força Faustine à boire son sang.

Malgré l'indulgence excessive des empereurs romains vis-à-vis de leurs femmes, ils furent trahis ou assassinés par elles. Livie fut soupçonnée d'avoir empoisonné Auguste ; Agrippine fit tuer Claude ; Faustine conspira avec Cassius pour renverser le vertueux Marc-Aurèle. Martia, la maîtresse de Commode, lui versa le poison dans une nuit d'orgie.

Bien dignes de leurs époux étaient les femmes des Césars !

LES

IMPÉRATRICES DU BAS-EMPIRE

Constantine. — Ariane. — Théodora. —
Irène.

I

CONSTANTINE. — ARIANE.

En entrant dans la Rome du Bas-Empire,
nous trouverons, ainsi que dans la Rome
des Césars, les courtisanes disposant libre-
ment dans l'État de la vie des citoyens;
nous aurons l'exemple d'une comédienne
devenue impératrice et maîtresse de l'empire d'Orient. Comme les reines de l'Asie
dont nous avons raconté l'histoire, les

princesses d'Orient se livrent au délire de leurs passions, à l'extravagance de leurs monstrueux désirs. Rome, en décadence, était dominée par le tyran, par l'espion, le prétorien, l'ambitieux et la courtisane; à Byzance régnèrent l'eunuque, la prostituée, le comédien du cirque, le barbare affranchi qui défendit au poids de l'or cet empire en dissolution et en servitude. Qu'on ajoute à toutes ces causes de décadence les schismes qui éclatèrent au sein du christianisme, dont l'influence morale n'avait pas encore pénétré les populations, et l'on aura une idée de l'enfer au milieu duquel vivaient les Romains d'Orient; aussi le massacre était-il à l'ordre du jour. C'était une tuerie quotidienne, un assassinat perpétuel et fastidieux de princes, de généraux, de rois, de gouverneurs. L'adultère, la trahison, l'homicide, foisonnaient.

Parmi les femmes de haut rang, la fille

du grand Constantin ouvre la marche sanglante. Cette cruelle princesse empoisonna
par ses intrigues le règne de Constance.
Cupide et vindicative, elle négociait les
rigueurs ou la protection de son époux.
Le désir de posséder un magnifique collier
la détermina à livrer aux assassins Cléma-
tius, gouverneur de la Palestine. Ses favoris dénonçaient des conspirations imagi-
naires, et présidaient eux-mêmes les tri-
bunaux. Constantine, cachée, veillait, afin
qu'on n'accordât aucune grâce, qu'on ne
cédât pas à la pitié. Enfin ce monstre
mourut subitement en se rendant à Byzance, où l'empereur l'avait appelé.

Ariane, femme du lâche empereur Zénon, fut une digne émule de Constantine.
Maîtresse d'Anastase, qui l'avait sans doute
séduite par l'étrangeté de ses yeux dont
l'un était bleu et l'autre noir, elle résolut

de se défaire de son époux pour couronner son amant. Profitant d'un évanouissement de Zénon, elle le fit saisir par ses esclaves et enterrer vivant. Des cris déchirants retentirent dans le palais. Mais les soldats n'osèrent porter secours à leur empereur, qui, avant d'expirer, se lacéra les bras avec ses dents. Anastase lui succéda en 491.

II

THÉODORA

Procope a marqué d'un fer rouge le front de cette impudique couronnée, fille d'un *aretotrophe* (nourrisson d'ours), qui devint la femme de l'empereur Justinien. Racontons les faits.

Il existait à Byzance, en l'année 516, un certain Acace, chargé de l'entretien des bêtes sauvages de l'amphithéâtre des *Pra-*

siniens (les Verts). Il mourut sous le règne de l'empereur Anastase, laissant trois filles : *Comito, Théodora, Anastasia ;* l'aînée n'avait pas encore sept ans. Sa veuve vécut avec l'homme qui l'avait remplacé dans son poste de nourrisseur d'ours.

Lorsque les filles furent nubiles, leur mère, pour montrer leur beauté, les fit monter sur la scène, non toutes à la fois, mais à mesure que leur âge les rendait propres à cet office. Déjà Comito s'était distinguée parmi ses compagnes.

Théodora, qui venait après elle, fut vêtue d'une tunique courte, garnie de manches, semblable à celle que portaient les jeunes esclaves. Elle suivait sa sœur, comme pour la servir, et portait sans cesse sur ses épaules le siége sur lequel celle-ci avait l'habitude de s'asseoir dans les représentations.

Aussitôt que Théodora arriva à la puberté, elle se mit en scène en qualité d'ac-

trice *pédamée,* comme disaient les anciens,
et fut reçue sociétaire.

Elle n'était ni chanteuse ni danseuse, et
ne se mêlait guère aux exercices de l'amphithéâtre, mais elle excellait à stimuler
les spectateurs par sa pantomime bouf-
fonne, par ses poses plus que voluptueuses,
par ses gestes excentriques, ses agaceries
indécentes, ses attitudes risquées; bientôt
elle acquit la faveur, les préférences du
public, et elle surpassa toutes les autres
courtisanes, en libertinage comme en
beauté. Personne ne la vit jamais reculer
par pudeur, ni perdre contenance devant
aucun homme. Elle assistait sans scrupule
aux réunions les plus équivoques.

Théodora quitta Constantinople pour
suivre, dans les conditions les plus honteuses, Hécébole, personnage de Tyr, qui
avait obtenu le gouvernement de la *Penta-
pole.* Mais elle offensa gravement cet homme
et fut chassée de sa maison, quoiqu'elle

l'eût rendu père. Elle tomba alors dans la détresse, et de la détresse dans la prostitution la plus basse.

Elle se rendit d'abord à Alexandrie, puis elle revint à Byzance, après avoir parcouru tout l'Orient et fait en chaque ville, dit Procope, « un métier qu'aucun homme qui veut conserver la protection de la divinité ne peut nommer, de sorte que par l'intervention du démon il n'y eut pas de lieu qui n'eût reçu quelque souillure du libertinage de Théodora. »

Lorsqu'elle fut de retour à Byzance, Justinien en devint épris, et son amour fut si violent, qu'il l'éleva à la dignité de patrice, quoiqu'elle n'eût d'abord auprès de lui que la condition d'une maîtresse. Théodora acquit ainsi un crédit extraordinaire et le moyen de se procurer des richesses.

Elle était pour cet homme le charme le plus doux; et comme il arrive à ceux qui aiment sans mesure, il se plaisait à accorder à cette maîtresse toutes les faveurs et tous les biens dont il pouvait disposer. L'accroissement de cette opulence était l'aliment de sa passion.

Il était défendu, par les lois les plus anciennes, à un citoyen parvenu à la dignité de sénateur, d'épouser une courtisane; il força Justin à violer ces lois et à les abroger, de sorte que non-seulement il put donner à Théodora le titre d'épouse, mais qu'il fournit à tous les autres la licence de l'imiter.

Proclamé empereur des Romains, comme associé de son oncle, Justinien ne tarda pas à être seul maître de l'empire, la mort de Justin étant arrivée peu de temps après.

Ainsi Théodora, malgré sa naissance, son éducation, sa conduite, sa dégradation, parvint aux honneurs suprêmes sans aucun obstacle. Son époux n'eut pas même la conscience de l'outrage dont il s'était, par ce mariage, rendu coupable envers la conscience publique; lui qui, en cherchant une épouse dans tout l'empire romain, aurait pu si facilement trouver une compagne de la première naissance, de l'éducation la plus distinguée, d'une pudeur sans tache, d'une sagesse exemplaire, d'une beauté supérieure, et sentant son parfum de vierge. Mais à la vierge, Justinien préféra la courtisane, la prostituée. Il ne rougit pas d'unir à sa personne une femme que le commun des hommes regarde comme réprouvée.

Tous les vices de son caractère se révèlent dans le fait seul d'une union si indigne. Elle est l'interprète, la preuve et l'histoire de ses mœurs.

Cependant personne dans le haut sénat, à la vue de cet opprobre qui rejaillissait sur la constitution de l'État, n'en témoigna son déplaisir et n'en exprima la désapprobation. Au contraire, tous allèrent se prosterner devant Théodora, comme devant une divinité.

Nul membre du sacerdoce ne se montra animé d'une vertueuse indignation contre les déportements de Théodora. Loin de là, les prêtres s'empressèrent de la saluer du titre de maîtresse.

Le peuple qui l'avait vue auparavant sur le théâtre, devint aussitôt son esclave, et, sans respect pour lui-même, il invoquait sa protection avec des mains suppliantes.

Théodora était d'ailleurs belle de figure et pleine de grâce, mais trop petite; elle était assez fraîche, de manière cependant à tourner à la pâleur; son œil était toujours vif et perçant.

Maintenant il nous reste à rapporter brièvement les actions de sa vie publique avec son époux : car ils n'ont rien fait l'un sans l'autre dans leur gouvernement.

L'esprit de Théodora était dominé par l'habitude de la cruauté la plus invétérée. Elle ne se laissait jamais fléchir ni entraver dans aucune exécution. En un mot, personne ne la vit une seule fois ressentir quelque pitié, soit pour ses ennemis vivants, soit même envers ceux qui étaient *effacés du livre de vie*. Le fils qui avait succédé à la victime devenait l'ennemi de l'impératrice, comme si elle eût voulu rendre les enfants responsables jusqu'à la troisième génération des fautes de leur père. Le cœur de cette femme n'était disposé qu'à la destruction de l'humanité; il n'était pas susceptible d'être fléchi. Un dernier trait suffira pour juger définitivement cette infâme impératrice, constamment favorisée de la fortune.

Nous avons dit que Théodora avait eu un fils d'Hécébole. Quand cet enfant apprit l'élevation de sa mère au rang d'impératrice, il accourut à Constantinople et eut une courte entrevue avec Théodora, qui fut aussi surprise qu'effrayée de son arrivée imprévue au palais, où elle ne voulait pas souffrir la présence importune d'un

témoin vivant des désordres de sa vie.
Quelques instants après avoir quitté l'impératrice, le jeune Hécébole tombait sous
le fer d'un assassin aux gages de Théodora. L'enfant avait été égorgé par la
mère! Cette tragédie domestique passa
inaperçue au milieu des saturnales du palais de Théodora. L'impératrice conféra
des dignités à toutes les anciennes compagnes de ses débauches. Elle força les
dignitaires de l'empire à donner leurs noms
à de viles prostituées, à ses sœurs, à ses
amies. Bélisaire lui-même dut épouser
l'amie de Théodora, Antonina, fille d'un
cocher. Cependant la faiblesse et la passion de Justinien excusaient toutes les folies, tous les crimes de Théodora; mais un
parti se forma contre elle. L'impératrice
dont l'esprit était très-délié et le tact très-
sûr, comprit qu'elle devait changer d'atti-
tude. Appelant à son secours ses talents
de comédienne, elle joua la princesse

pieuse et charitable; elle distribua des aumônes, bâtit des églises, fonda des couvents, s'entoura de prêtres qui célébrèrent la sainteté de ses sentiments. Un de ses palais fut transformé en maison de pénitence, dans laquelle cinq cents anciennes prostituées, qui avaient été les compagnes de Théodora au temps de sa vie folle, se transformèrent en religieuses et demandèrent pardon à Dieu de leurs péchés. Elles durent prier souvent, mais tacitement, pour la fondatrice de ce couvent, pour l'hypocrite Théodora. Parmi les grands et les prêtres, ceux qui refusèrent de ployer le genoux devant l'idole impériale, furent impitoyablement persécutés. Théodora avait deux prisons spéciales, que le peuple appelait ironiquement le Labyrinthe et le Tartare; car sénateurs, généraux, évêques, gouverneurs de province, qui entraient là, n'en sortaient que pour aller en exil ou à la mort.

Théodora régna vingt-un ans et trois mois sur l'empire d'Orient et sur le faible empereur Justinien, dont le règne eût été honteux si l'éminent jurisconsulte Trébobonien ne l'avait illustré par son Code, par son Digeste, et si Bélisaire n'avait défendu l'intégrité du territoire en battant les Perses, les Vandales, les Goths.

Dans les dernières années de sa vie, Théodora montra un grand courage et une intelligence aussi ferme qu'étendue. Lorsque l'empire était menacé par l'irruption des barbares, elle encouragea Bélisaire et sut lui fournir les moyens de vaincre les ennemis innombrables de l'empire d'Orient. Semblable à son amie Antonine, la femme de Bélisaire, qui, sans sourciller, suivait son mari partout, sur les flottes et au milieu des camps, elle fit preuve de génie politique et d'intrépidité inébranlable. Les rôles étaient changés. Justinien était la femme, et Théodora le véritable

empereur, qui supportait le poids des affaires. Il semble que certaines femmes dissolues, déréglées dans leurs mœurs, en
perdant les vertus et les attraits de leur
sexe, aient emprunté les grandeurs, la
force, les qualités masculines. La fermeté
de l'impératrice dans une révolte sauva
l'empire et l'empereur, qui songeait déjà
à s'enfuir du palais.

« Prince, lui dit Théodora, on blâme in-
justement la hardiesse des femmes qui se
mêlent des affaires publiques; vous me le
prouvez, et je le sens. Vainement on ob-
jecte qu'il ne faut rien décider légèrement
dans les circonstances critiques; c'est dans
l'extrême péril que la témérité est prudence.

« La crainte conseille la fuite; elle pro-
duit non la sûreté, mais la honte. La mort
n'est qu'un accident, tout homme y est
sujet; mais lorsqu'on est assis sur le trône,
l'exil devient un affront insupportable.

« Rien ne saurait me déterminer à quitter la pourpre et à vivre un seul jour dépouillée des noms d'Auguste et d'impératrice dont vous m'avez honoré.

« Si la vie est le seul bien dont la conservation vous touche, vous pouvez, je le sais, la sauver; la mer baigne les murs de ce palais; vos vaisseaux vous attendent, il vous est facile d'y transporter vos trésors; la Propontide vous offre un asile. Mais craignez que le drame d'une existence si lâchement prolongée ne vous offre pour dénouement, au lieu de repos et de plaisirs, qu'une mort aussi cruelle que honteuse.

« Pour moi, je tiens à cette vieille maxime : « Qu'il est honorable de mourir, pourvu que la postérité salue avec respect le nom d'empereur gravé sur notre tombe. »

Ce hardi langage de la mâle Théodora relève le courage de Justinien. Il résiste à l'émeute; il exile ses neveux, Pompée et

Hippace; ce dernier est proclamé empereur par le peuple assemblé au cirque Bélisaire et Narsès réunissent les soldats, entourent le cirque et massacrent trente mille conjurés. Justinien est sauvé, grâce au dévouement de ses généraux et à la résolution de Théodora.

Mais le courage et l'esprit de l'impératrice ne doivent faire oublier ni les crimes, ni les épouvantables désordres de cette grande prostituée du Bas-Empire, dont la lubricité inouïe et les passions honteuses sont inénarrables.

III

IRÈNE.

En 597, l'impératrice Irène s'emparait de l'empereur Constantin, son fils, et lui crevait les yeux pour régner à sa place; l'empire romain finit sous la domination assez brillante de cette reine. Charlemagne vint prendre son morceau de lion dans l'Orient, dont le faible et incapable Nicéphore ne garda qu'une partie.

LES

REINES BARBARES

Rosamonde. — Frédegonde et Brunehaut.

I

Les barbares n'avaient pas des femmes
corrompues et amollies par une civilisation
en décadence comme celles de l'empire
romain et du Bas-Empire; leurs mâles
compagnes aux muscles d'acier, aux goûts
féroces, vivaient au grand air, montaient à
cheval, excitaient le guerrier au combat,
chantaient le vainqueur, combattaient l'en-

nemi le fer en main quand leurs maris faiblissaient. Les femmes barbares survivaient rarement à la défaite de leurs époux; elles se battaient en désespérées ou se tuaient, bien différentes en cela de la Romaine de la décadence ou de la fille du Bas-Empire, qui ne demandaient pas mieux que de passer dans les bras d'un nouveau maître.

Dans la Germanie, la femme était la fée des batailles; la séduisante et terrible Walkirie enlevait l'âme du guerrier à l'agonie; la germaine était unie au destin de l'homme dans la vie et dans la mort, rapporte Tacite. Souvent les femmes barbares décidaient la victoire en excitant le courage des combattants, soit par leurs éloges, soit par leurs injures. A l'époque de la conquête de la Grande-Bretagne on vit des saxonnes combattre, tuer, piller, épouser malgré eux leurs ennemis; ces furies, dégoûtantes de carnage, n'avaient plus rien

de leur sexe; elles faisaient peur et horreur à l'homme. La chevalerie, les cours
d'amour, ramenèrent progressivement la
femme au caractère tempéré, aux mœurs
douces qui constituent ses attraits, son
charme; mais au temps des premiers rois
de France, la brutalité effrénée des mœurs
est encore effrayante. Les rois francs s'a-
bandonnèrent à l'emportement de leurs
débauches, en profitant de la confusion
qui résultait des trois législations en vi-
gueur; ainsi, suivant leur caprice, ils invo-
quaient les lois romaines, celles du christianisme ou celles de leur pays. Ils avaient
à la fois des épouses légitimes, des maîtresses, et des femmes de demi-mariage,
du mariage *de la main gauche,* qu'on appelait alors *concubines,* mot qui depuis a été
pris en mauvaise part. Un anneau et une
pièce de monnaie échangés suffisaient pour
contracter un mariage. L'inceste était fort
ordinaire. Le roi Clotaire épousa les deux

sœurs; il eut sept fils de différentes femmes. Childéric, rapporte Grégoire de Tours, « était adonné à une luxure effrénée; il régnait sur la nation des Francs et déshonorait leurs filles. » Chilpéric vivait dans le libertinage, remplaçait une maîtresse par l'autre, et laissait enfin régner en son nom l'infâme Frédegonde. Le grand Charlemagne lui-même avait presque autant de maîtresses que le roi Salomon, de licencieuse mémoire; il fut marié cinq fois. Il eut huit filles aussi belles que galantes; il les aima peut-être plus qu'un père ne doit aimer ses enfants, car il ne consentit jamais à leur mariage. Elles le suivaient à la guerre.

Les femmes de ce temps, traitées en maîtresses ou en esclaves, s'enrichissaient, gagnaient les faveurs de leurs maîtres, s'élevaient souvent jusqu'au trône par le dévergondage et le meurtre.

II

ROSAMONDE

Le féroce roi des Lombards, Alboin,
avait vaincu les Gépides et tué de sa main
Cunimond, leur roi, dont le crâne lui servit de coupe, suivant l'aimable usage des
guerriers scandinaves. S'étant épris de
belle passion pour Rosamonde, la fille de
l'infortuné Cunimond, il s'empressa de répudier la fille de Clotaire, puis il contrai-

gnit Rosamonde à s'unir à lui. Lorsqu'il eut envahi et conquis presque toute l'Italie, il célébra ses exploits dans des festins orgiaques où les coupes se remplissaient à peine vidées. La coupe favorite d'Alboin était toujours le crâne du roi des Gépides, dans lequel Rosamonde dut boire, malgré toute son horreur. Une pareille violence méritait une sanglante vengeance. Rosamonde, dissimulant son courroux, chercha un bras sûr qui frappât le sauvage roi des Lombards. Le robuste Péridée, seul, était capable d'accomplir un tel dessein. Mais vainement Rosamonde le tenta. Péridée recula devant le péril. Enfin, ayant appris que Péridée avait une amante, la fille de Cunimond décida cette femme à donner au guerrier lombard un rendez-vous dans lequel elle prit sa place. Quand Péridée, trompé par l'obscurité et croyant avoir possédé sa maîtresse, s'aperçut qu'il tenait la reine des Lombards entre ses bras, il pâlit de terreur : « Choisis, à présent, entre le trône et l'échafaud, lui dit Rosamonde; il n'est plus d'autre parti pour toi; tu dois tuer Alboin ou mourir. » Péridée se rendit au vœu de la reine. Le lendemain, introduit par Rosamonde près de la couche du roi des Lombards, il lui plongeait son glaive dans le sein. Alboin put se lever et sauter sur son épée; mais par les soins de sa femme l'épée avait été liée au fourreau. Alboin expira aux pieds de la fille de Cunimond vengé. En apprenant ce meurtre, les Lombards voulurent exterminer Rosamonde et Péridée; les deux assassins s'enfuirent en emportant les trésors d'Alboin.

Rosamonde épousa à Ravenne son écuyer, Elmige, complice de l'assassinat d'Alboin. Mais bientôt dégoûtée de ce nouvel époux, elle résolut de briser ses liens pour épouser l'exarque Longin dont elle était éprise. Rosamonde présente une coupe empoisonnée à Elmige, qui, après en avoir bu une partie, est convaincu de la trahison de sa complice. L'épée à la main, il la force alors à vider la coupe empoisonnée; et les deux assassins expirent, châtiés de leurs propres mains.

III

FRÉDEGONDE & BRUNEHAUT

Au premier rang des reines criminelles de la France, nous devons placer les deux reines de Neustrie et d'Austrasie, Frédegonde et Brunehaut, dont les instincts féroces et les passions sauvages ensanglantèrent la dernière moitié du sixième siècle. Elles furent les flamboyantes reines du meurtre !

Frédegonde, âme basse, atroce et ambitieuse, sortie par l'intrigue de la prostitution, régna sur la plus belle partie de la France, sur la Neustrie, en s'entourant de meurtriers dressés par elle au crime; elle déjoua toutes les trames et domina tous ses ennemis par l'assassinat, son seul moyen de gouvernement.

Brunehaut, fille du roi des Goths d'Espagne, instruite, gracieuse, possédant les lumières et les grâces de la civilisation romaine, présentait un contraste parfait avec le génie barbare de la sauvage Frédegonde; mais elle fut sa digne rivale en dissolution, en crimes, en monstruosités de tout genre.

La belle Frédegonde était une femme de condition serve attachée au palais de Neustrie. Après avoir insidieusement amené la femme légitime de Chilpéric, la douce Andowere, à baptiser elle-même l'enfant qu'elle venait de mettre au monde, à en être la marraine, ce qui, selon les lois de l'Église, constituait une parenté spirituelle avec son époux, elle alla triomphante au-devant de Chilpéric en lui offrant des fleurs, et lui dit :

« Un enfant est né à mon seigneur, que Dieu en soit loué ! Mais avec qui mon seigneur dormira-t-il cette nuit ? La reine ma maîtresse a présenté sa fille Hildeswinde au baptême et en est aujourd'hui la marraine.

— Eh bien ! répondit Chilpéric en voyant la beauté de Frédegonde, si ce n'est pas avec la reine, ce sera avec toi. »

C'est ainsi que Frédégonde devint la maîtresse du roi Chilpéric. Mais son règne fut court, le roi l'ayant congédiée avec toutes les autres concubines pour épouser Galeswinthe, sœur aînée de Brunehaut, fille du roi des Goths d'Espagne, qui, par son mariage avec Sighebert, était devenue reine d'Austrasie. Furieuse d'être rentrée dans la classe serve, l'artificieuse Frédegonde résolut de se débarrasser de Galeswinthe, comme elle s'était débarrassée déjà de la douce Andowere, par le couvent. Elle irrita Chilpéric contre Galeswinthe, puis lui conseilla de donner l'ordre d'étrangler la reine dans son lit, ce qui fut fait.

Frédegonde demanda alors le salaire de ses criminelles suggestions; elle ne se contenta pas de la situation de concubine du palais; elle voulut être reine, et le faible Chilpéric, sur lequel elle avait le plus entier empire, acquiesça.

Dès que Brunehaut eut appris le meurtre de sa sœur, elle songea à en tirer vengeance; elle fit partager son ressentiment à son époux, Sighebert, roi d'Austrasie. Celui-ci forma contre Chilpéric une ligue dans laquelle entrèrent Gonthramn, roi de Bourgogne, et les leudes de Neustrie qui avaient prêté serment à la reine assassinée. Chilpéric et Frédegonde, vaincus, durent céder à Brunehaut les cités de Bordeaux, de Limoges, de Cahors, de Béarn, de Bigorre, que Galeswinthe avait reçues de lui.

Deux fois vaincue, Frédegonde poussa Chilpéric à reprendre deux fois les armes; enfin son génie infernal lui suggéra l'idée de demander au crime ce que la victoire lui refusait. Elle appela quelques-uns des farouches guerriers qui l'entouraient et leur parla ainsi :

« Rendez-vous à l'armée de Sighebert, saluez-le comme votre roi et tuez-le. Si vous parvenez à vous échapper, je vous comblerai, vous et vos descendants, de richesses et d'honneurs; si vous êtes tués, j'obtiendrai le salut de votre âme par des aumônes abondamment répandues dans tous les lieux où sont honorés les saints. »

Deux fanatiques, armés d'un poignard empoisonné, se rendirent au camp des

Austrasiens, où Sighebert, debout sur un bouclier, était proclamé par les leudes roi de Neustrie, au préjudice de Chilpéric, dépouillé. Les soldats de Frédegonde poignardèrent Sighebert au milieu de son triomphe; ils furent aussitôt massacrés; mais la panique s'empara des Austrasiens et des Germains d'outre-Rhin, qui, croyant à un piége, à une trahison, regagnèrent leur pays. Quant aux Neustriens, ils se soumirent à Chilpéric, qui était à Tournai, et se croyait perdu. Par ce nouveau crime, Frédegonde reprit tous les États qu'elle avait été forcée de céder.

Cependant Frédegonde fut cruellement frappée dans ses sentiments de mère. Une épidémie lui enleva les trois fils qu'elle avait eus de Chilpéric. Sa douleur se traduisit par de nouveaux crimes. Elle accusa, devant Chilpéric, Andowère, et le seul enfant qui survécût de cette ancienne femme du roi de Neustrie, Chlodowig, d'avoir causé par des maléfices la mort de ses enfants. Une première tentative d'assassinat contre le fils d'Andowère ayant échoué, Frédegonde, épouvantée d'une menace de dénonciation proférée par Chlodowig, fit périr immédiatement la vieille femme qui avait été l'instrument de la tentative de meurtre; elle fut jetée toute vive dans les flammes. Mais cette femme avait pour fille une servante du palais, qui était la maîtresse du jeune Chlodowig et pouvait trahir les secrets. Elle fut placée au milieu d'un tronc d'arbre entr'ouvert, qui, en se refermant, broya la malheureuse. Quant à Chlodowig, il fut poignardé par un sicaire de Frédegonde. Mais là ne s'arrêta pas la fureur meurtrière de cette infâme reine. Elle fit périr cruellement Andowère, qui vivait retirée dans un monastère; et le dernier enfant de cette infortunée reine, la jeune Hildeswinde, dont le baptême conseillé par la perfide Frédegonde avait causé la mort de sa mère, fut flétrie, souillée et cloîtrée.

Il n'y avait de comparable à l'infamie de Frédegonde que l'imbécillité de Chilpéric, qui laissait assassiner tous ses enfants et éteindre sa race. Pourtant il fut forcé d'ouvrir les yeux. Un matin, la reine se rendait dans une salle de bains; recevant par derrière un léger coup de baguette, elle crut à la présence de son amant, à qui elle avait donné rendez-vous, et s'écria : « Eh bien! Landerick, que fais-tu? » Le roi, sans répondre, sortit brusquement. Frédegonde sentit que son imprudente exclamation l'avait perdue. Le soir même, Chilpéric, revenant de la chasse, traversait une forêt, lorsqu'un inconnu le frappa de deux coups de poignard dans l'aine, au moment où, appuyé sur l'épaule de l'un de ses serviteurs, il descendait de cheval.

La rage criminelle de Frédegonde n'eut

plus de frein. Elle commit crimes sur crimes.

Elle dépêcha des assassins dans toutes les cours, auprès de Brunehaut, du roi d'Austrasie et du roi de Bourgogne; elle en envoya jusqu'à douze contre le roi d'Austrasie. Mais Frédegonde avait perdu sa chance; aucun de ses émissaires ne réussit; ils furent tous massacrés, sauf celui que la dédaigneuse Brunehaut renvoya à sa *sœur* Frédegonde, qui, pour le punir de sa maladresse, lui fit couper les pieds et les mains.

La reine de Neustrie courut, en 591, à Tournai, le plus grand danger. Après avoir inutilement essayé de réconcilier deux familles frankes du Tournaisie, qui, par leurs querelles ensanglantaient le pays, elle ne vit rien de mieux que d'inviter trois des plus enragés querelleurs, de les enivrer et de leur faire fendre la tête à coups de hache. Parents et amis des victimes, voulant se venger sur Frédegonde, assiégèrent sa demeure. Mais ses amis la délivrèrent et l'emmenèrent hors de Tournai.

Fatiguée de nombreuses tentatives d'assassinat qui n'avaient pas donné le résultat espéré, Frédegonde monta à cheval, et envahit le Soissonnais à la tête d'une armée commandée par son favori, Landerick, maire du palais. Elle surprit, après une marche de nuit, l'armée austrasienne, qui se mit en déroute. Cependant les Austrasiens, ralliés, livrèrent une bataille acharnée. La victoire, longtemps disputée, resta aux Neustriens. Frédegonde laissa piller les campagnes par ses soldats; après avoir poussé jusqu'à Reims, elle revint à Soissons.

La mort vint surprendre Frédegonde au milieu de son triomphe; elle termina son odieuse existence à la fin de l'année 597.

Délivrée de sa terrible rivale, Brunehaut ne songea plus qu'à ressaisir toute sa puissance, à la faire tourner au profit du royaume d'Austrasie et à frapper les membres de la famille de Frédegonde, dont la plupart furent assassinés par ses ordres.

L'assassinat de Wintrio, duc de Champagne, la jeta dans le plus grand danger. Toute la noblesse austrasienne jura de venger le meurtre du duc de Champagne. En effet, Brunehaut fut enlevée, conduite à la frontière du royaume et laissée seule au milieu des champs. Elle rencontra un mendiant, qui la sauva en la conduisant devant Théoderic, son petit-fils, roi de Bourgogne. L'immorale Brunehaut, malgré les étroits liens de parenté qui l'attachaient à ce prince, le corrompit; elle s'empara entièrement de son esprit, au point de pouvoir impunément commettre une série de nouveaux crimes, faisant assassiner Berthoald pour lui substituer son favori, Protadius; et, comme celui-ci périssait

bientôt victime de la haine qu'il avait inspirée, Brunehaut vengea sa mort en ordonnant de tuer tous ceux qui furent
soupçonnés d'y avoir pris part. « En 1612,
dit M. Leroux de Lincy dans ses *Femmes
célèbres de l'ancienne France,* Brunehaut arma
ses petits-fils les uns contre les autres.
Théodebert, poursuivi par son frère Théoderic, périt assassiné soit par les habitants
de Cologne, soit par son frère lui-même.
Les fils qu'il laissa furent égorgés : l'un
d'eux, encore à la mamelle, eut la tête
écrasée contre un rocher par ordre de
Brunehaut. La mort de Théoderic vint
mettre un terme à cette série d'atrocités.
En 613, trahie par ses sujets, abandonnée
des chefs les plus puissants de l'Austrasie,
Brunehaut tomba au pouvoir de Clotaire II,
fils de Frédegonde. Il l'accabla d'injures,
lui reprocha d'avoir ordonné ou causé la
mort de dix rois ou fils de rois, et la livra
à une soldatesque effrénée qui lui fit subir

le plus affreux supplice. Cette reine, âgée de quatre-vingts années, fut promenée sur un chameau pendant trois jours, dépouillée de tout vêtement ; puis elle fut liée par un bras et par une jambe à la queue d'un cheval indompté. L'animal, furieux, s'élança traînant après lui le corps de cette malheureuse au milieu des rochers et des buissons ; il ne resta plus bientôt qu'une masse informe qui fut livrée aux flammes d'un bûcher. »

LES

PRINCESSES DU MOYEN AGE

Femmes, maîtresses et filles
de Charlemagne.

Pas plus que les Césars, Charlemagne
ne fut continent. Il eut un nombre inap-
préciable de femmes, concubines et maîtresses. Mais ses maîtresses n'eurent pas
sur lui la honteuse influence que les
femmes exercèrent sur les Césars. Loin de
dominer, les femmes des tribus frankes
étaient traitées presque en esclaves; elles

étaient exclues de la couronne; on faisait tellement mépris de leur vie, que le meurtre d'une femme enceinte s'acquittait pour une somme de sept cents sols. Au temps de Charlemagne la situation des femmes s'était peu améliorée; c'est pourquoi elles eurent une influence si restreinte dans les premiers siècles du christianisme. **Plus tard**, les ministres du Christ, dans l'intérêt de leur propre influence, firent rendre aux femmes, au nom de la religion, le sceptre dominateur, que dans l'antiquité elles avaient tenu au nom de la débauche, des passions déchaînées. Ainsi s'explique l'attachement intéressé des femmes pour un culte qui les a non-seulement émancipées, mais rendues souveraines absolues.

Cependant Charlemagne, tout en ne laissant pas empiéter ses maîtresses dans son domaine politique, eut pour certaines d'entre elles une passion désordonnée. Souvent il oublia auprès d'elles sa gloire de conquérant. Si l'on en croit une légende rapportée par Pétrarque, Charlemagne aurait aimé à un tel degré de folie l'une de ses maîtresses, qu'après sa mort il serait tombé dans un désespoir absolu. Les lèvres attachées à la dépouille de sa maîtresse, jour et nuit il embrassait son cadavre, malgré son état de corruption et de pourriture. Il ne voulait pas qu'on inhumât le beau corps de cette femme adorée. Enfin, un archevêque ayant retiré de la bouche du cadavre de sa maîtresse une pierre constellée et enchâssée dans un anneau, mystérieux talisman qui attachait irrésistiblement Charlemagne à sa maîtresse, avec l'anneau enlevé disparut l'amour du grand roi. Selon nous, les regrets ressentis par Charlemagne à la mort de ses maîtresses étaient trop vivement effacés par de nouvelles amours. On jugera des habitudes galantes de ce nouveau Salomon par les lignes suivantes de l'historien de son temps, Eginhard.

« Ayant épousé, à la prière de sa mère, la fille de Didier, roi des Lombards, il la répudia, on ne sait trop pour quels motifs, au bout d'un an, et prit pour femme Hildegarde, issue d'une des plus illustres familles de la nation des Suèves. Elle lui donna trois fils, Charles, Pepin et Louis; et autant de filles, Rotrude, Berthe et Gisèle. Il eut encore trois autres filles, Théoderade, Hiltrude et Ruodhaid; les deux premières de Fastrade, sa troisième femme, qui était de la nation des Francs orientaux, c'est-à-dire des Germains; l'autre d'une concubine dont le nom m'échappe pour le moment. Lorsqu'il eut perdu Fastrade, il épousa une Allemande nommée Liutgarde, dont il n'eut pas d'enfants. Après la mort de celle-ci, il eut quatre concubines : Malthalgarde, qui lui donna une fille nommée Rothilde; Gherwinde, d'origine saxonne, dont il eut Adaltrude;

Regina, qui fut la mère de Drogon et de Hughe; et enfin Adalinde, dont il eut Théoderik. D'après le plan d'éducation qu'il adopta pour ses enfants, les fils et les filles furent instruits dans les études libérales que lui-même cultivait... Il voulut préserver ses filles de l'oisiveté en leur faisant apprendre à travailler la laine, à manier la quenouille ou le fuseau; quant aux filles du roi Peppin, il voulut qu'elles fussent élevées avec les siennes propres. Il veillait avec tant de sollicitude à l'éducation de ses fils et de ses filles que, tant qu'il était dans l'intérieur de son royaume, jamais il ne prenait ses repas, jamais il ne voyageait sans eux : ses fils l'accompagnaient à cheval; quant à ses filles, elles venaient ensuite, et des satellites, tirés de ses gardes, étaient chargés de protéger les derniers rangs de leur cortége. Elles étaient fort belles et tendrement chéries de leur père. On est donc fort étonné qu'il n'ait jamais voulu en marier aucune, soit à quelqu'un des siens, soit à des étrangers... Jusqu'à sa mort il les garda toutes auprès de lui dans son palais, disant qu'il ne pouvait se passer de leur société. Aussi, quoiqu'il fût heureux sous les autres rapports, éprouva-t-il, à l'occasion de ses filles la malignité de la fortune. Mais il dissimula ses chagrins comme s'il ne se fût jamais élevé contre elles aucun soupçon injurieux, et que le bruit ne s'en fût pas répandu. »

L'empereur Charlemagne ne s'arrêta pas à une coupable indulgence pour ses filles; il couvrit de sa puissante protection les femmes étrangères les plus dissolues. Une reine de la Grande-Bretagne, l'impudique et cruelle Eadburge, fille d'Offa, épouse de Brihtric, roi de Wessex, ayant été jalouse de l'amitié que le roi saxon montrait à l'un de ses favoris, résolut de l'empoisonner. Dans la coupe préparée par Eadburge burent le favori et le roi lui-même. Tous deux furent foudroyés. Les West-Saxons, soulevés par un tel forfait, refusèrent à leur reine les titres et les priviléges de la royauté. Eadburge échappa à la colère de ses sujets en passant en Gaule avec tous ses trésors. Charlemagne ne se contenta pas de l'accueillir avec les honneurs de la cour, il lui donna une riche abbaye qui fut bientôt profanée par ses amours scandaleuses. La fille d'Offa fut chassée de ce couvent. Elle quitta la France et mourut à Pavie, après avoir été réduite à mendier son pain dans les rues.

Charlemagne trouva le châtiment de son libertinage dans la conduite de ses propres filles, qui souillèrent son palais de leurs intrigues. Partial et faible à l'excès pour elles, il ne voulait pas entendre parler de leurs fautes. Il est vrai que la responsabilité lui en incombait, car jusqu'à sa mort il s'opposa à leur mariage, les contraignit à vivre dans le célibat. Cependant, l'une

d'entre elles ayant formé une liaison secrète avec Anghilbert, secrétaire et premier
ministre de Charlémagne, dont elle avait
eu deux enfants, fut autorisée à épouser
son amant.

La mort de Charlemagne ne mit pas fin
à la vie désordonnée de ses filles. Elles
continuèrent leurs débauches dans le palais, transformé en maison d'adultères.
Louis le Pieux résolut de nettoyer ces
écuries d'Augias. Il chargea ses hommes
d'armes de se rendre à la cour de l'empereur défunt et d'en expulser tous les courtisans coupables de débauches et d'adultères avec ses sœurs. Walles, Garnier,
Lambert et Ingobert, arrivèrent inopiné-
ment au milieu des bacchanales du palais
de Charlemagne pour accomplir leur mission. Quelques seigneurs obtinrent leur
pardon en se rendant auprès du roi;
d'autres résistèrent les armes à la main.

Parmi ceux-ci se trouva Hodoïn, qui se défendit avec acharnement. Il frappa mortellement le comte Garnier et blessa son neveu Lambert, qui avaient voulu s'emparer de lui. On ne put se rendre maître que de son cadavre. La mort du comte Garnier affecta vivement Louis le Pieux. Irrité, il ordonna de crever les yeux au jeune Tullius, surpris dans le palais en flagrant délit d'adultère avec les filles de Charlemagne, dont le sérail fut fermé pour toujours.

Eléonore de Guyenne.

X.

I

Au douzième siècle, les cours d'amour avaient une grande vogue; c'étaient des tournois galants tenus par les grandes dames de l'époque, dans lesquels on décidait de la préférence que devait obtenir tel chevalier sur son rival, de la valeur d'une chanson, du talent des trouvères qui posaient aux dames des cours d'amour les questions les plus insidieuses, les plus graveleuses souvent, et auxquelles elles étaient tenues de répondre.

A cette question : « Le véritable amour peut-il exister entre des personnes mariées? » la comtesse de Champagne fait la réponse qui suit, en date du troisième jour des calendes de mai de l'année 1174 :

« Nous disons et assurons, par la teneur
« de ces présentes, que l'amour ne peut
« étendre ses droits sur deux personnes
« mariées. En effet, les amants s'accordent
« tout mutuellement et gratuitement sans
« être contraints par aucun motif de né-
« cessité, tandis que les époux sont tenus
« par devoir de subir réciproquement leurs
« volontés, et de ne se refuser rien les
« uns aux autres.»

II

Éléonore de Guyenne, femme de Louis VII,
présidait presque toutes ces cours d'amour
où se mariaient si aisément la licence et
l'esprit. Lorsqu'elle partit avec le roi pour
la Terre-Sainte, au mois de juin de l'année 1147, elle n'eut garde d'oublier son
personnel des cours d'amour : troubadours, suivantes et nobles dames se re-

trouvèrent en Palestine, et établirent leurs jeux peu innocents au milieu des croisés. La reine donnait le ton; et bientôt un effrayant dévergondage s'établit dans le camp. La reine s'oublia au point de se livrer à un *infidèle,* à Sala Heddin, jeune turc d'une rare beauté. Ce scandale ayant ému toute l'armée, le roi Louis VII fut forcé de répudier son indigne épouse. « Elle fut accusée d'adultère, dit Matthieu Pàris, même avec un infidèle, de la race des démons. Son divorce fut prononcé dans une assemblée qui se tint à Beaugency, au mois de mars 1151. »

III

Jean Bouchet, annaliste d'Aquitaine,
nous apprend que l'altière présidente des
cours d'amour du douzième siècle tomba
évanouie de son siége à l'arrivée des dépu-
tés, et fut plus de deux heures sans parler,
ni pleurer, ni desserrer les dents. « Reve-
nue à elle, dit l'annaliste, elle commença de
ses clairs et verts yeux à regarder ceux
qui lui avaient premièrement dit la dure

nouvelle, leur demandant la cause d'un pareil traitement. Cependant elle consentit de suite à la séparation, *pourvu qu'il lui fût permis de se remarier et que l'Aquitaine et le Poitou lui demeurassent à elle et aux siens.* En effet, le concile de Beaugency ayant prononcé son divorce avec le roi de France, Éléonore se remaria presque immédiatement avec Henri, duc de Normandie, héritier présomptif du trône de l'Angleterre, auquel elle apporta en dot l'Aquitaine et le Poitou, indignement enlevés à la France. Mais Henri II n'était pas le faible Louis VII. Éléonore de Guyenne s'était donnée un maître impérieux. Plongé jours et nuits dans les débauches, Henri allait de l'adultère au viol. Entre autres souillures, il viola sa cousine Alix, héritière de Bretagne, qui lui avait été confiée comme ôtage.

IV

Par une bizarrerie de caractère commune à beaucoup de femmes, Éléonore de Guyenne, cette Mélusine qui tenait de la femme et du serpent, aima mieux le mari despote que le mari débonnaire. Elle devint jalouse comme une folle des maîtresses de Henri II, lorsque, monté sur le trône, le nouveau roi d'Angleterre se permit quelques infidélités.

En 1172, elle apprit que la maîtresse favorite du roi, une jeune fille appelée *Cliffort*, que ses charmes avaient fait surnommer *Rosamonde*, était cachée à tous les yeux dans le château de Woodstock, bâti en forme de labyrinthe, où la belle Rosamonde vivait.

Un jour, la reine, dévorée d'une fureur jalouse, se rendit dans ce château, et après avoir couvert sa rivale d'injures, elle la força de vider une coupe empoisonnée, jouissant du supplice de la pauvre jeune fille qui se roulait et se tordait les membres devant elle.

V

Henri II, indigné du crime de sa femme, ne voulut pas la revoir. Éléonore excita alors ses enfants, Jean-Sans-Terre et son fils aîné, Richard, qui ne tarda pas à devenir célèbre sous le nom de *Cœur-de-Lion,* à se révolter contre leur père. Mais les enfants révoltés se soumirent; et, par ordre du roi, Éléonore fut jetée en prison en 1173; elle mourut au monastère de Fontevrault en 1204; elle avait quatre-vingts années accomplies.

Isabelle de France.

I

Une autre princesse française, Isabelle
de France, la sœur de Charles le Bel, fut
plus criminelle encore qu'Éléonore de
Guyenne. Il semble que tous les mariages
de rois anglais et de princesses françaises
dussent être frappés de malédiction. La
fille de Philippe le Bel épousa, au mois de
janvier 1308, Édouard II. Le roi d'Angle-

terre ayant été battu deux fois par les Écossais sous les yeux de sa femme, celle-ci fit un voyage en France sous le prétexte de poser les bases d'un traité de paix entre la France et l'Angleterre, mais en réalité pour se plaindre à son frère de son mari et conspirer contre lui. Cependant Édouard II réclama énergiquement sa femme au roi de France. Charles le Bel intima l'ordre à Isabelle de se rendre en Angleterre. L'épouse révoltée quitta la cour de France et alla chercher un refuge en Cambresis, au château du comte de Hainaut, beau-père de Robert d'Artois, où elle conspira tout à son aise avec un certain nombre de barons d'Angleterre, qui vinrent la retrouver et qui formèrent le *parti de la reine.* Lorsqu'elle eut organisé ses partisans, Isabelle leva l'étendard contre son mari, débarqua avec les siens au port de Herewich le vendredi 26 septembre de l'année 1326, et se présenta aux

Anglais accourus au-devant d'elle, tenant son fils entre ses bras. Elle exhala les plaintes les plus amères contre Édouard II, et surtout contre son ministre Hugues Spencer, qui comptait plus d'ennemis que de partisans, puis elle appela les Anglais aux armes.

II

Après s'être rendue maîtresse de Bristol, Isabelle fit pendre le père de Spencer, âgé de quatre-vingt-dix ans; et bientôt, s'emparant du favori lui-même, la reine d'Angleterre lui fit infliger le supplice d'Abélard, après quoi il fut pendu comme son père. Isabelle convoqua le Parlement, fit déposer son malheureux mari, qui, par ses ordres, fut assassiné quelque temps après sa déposition juridique. Isabelle, la meurtrière, devait expier son atroce conduite. Édouard III, son fils, la châtia et vengea son père en montant sur le trône. Il fit pendre le favori Mortimer, l'amant de sa mère, et cloîtra pour sa vie la meurtrière d'Édouard II. Édouard III se prévalut néanmoins des droits prétendus de sa mère au trône de France, pour allumer contre Philippe de Valois, successeur de Charles le Bel, la guerre terrible qui mit la France en danger.

La Tour de Nesle
et les princesses de Bourgogne.

I

Voici comment Brantôme raconte la tradition populaire de la Tour de Nesle, dans
laquelle il met en scène la reine Jeanne de
'Navarre :

« .... Cette reyne qui se tenoit à l'hôtel

de Nesle, à Paris, laquelle faisant le guet aux passants; et ceux qui lui revenoyent et agréoient le plus, de quelques sortes de gens que ce fussent, les faisoit appeler et venir à soy; et après en avoir tiré ce qu'elle en vouloit, les faisoit précipiter du haut de la tour, qui paroist encores, en bas de l'eau, et les faisoit noyer. Je ne peux dire que cela soit vray; mais le vulgaire, au moins la plupart de Paris, l'affirme, et n'y a si commun, en lui monstrant la tour seulement et en l'interrogeant, que de luy-même ne le die. »

On ajoutait que la reine Jeanne de Na-varre avait une prédilection pour les éco-liers, témoin Buridan, qui, après avoir été assez heureux pour échapper au piége qu'on lui avait tendu, et devenu directeur de l'Université de Paris, émit cette maxime : « Ne craignez pas de tuer une reine si cela est nécessaire. »

On trouve ces quatre vers dans la bal-
lade du poëte Villon, intitulée : *Les Dames
du temps jadis.*

> Semblablement où est la reine
>
> Qui ordonna que Buridan
>
> Fut jeté dans un sac de Seine,
>
> Mais où sont les neiges d'autan?....

II

Or, la tradition populaire chantée par Villon et rapportée par Brantôme était exacte quant aux faits scandaleux de la Tour de Nesle, mais fausse quant à leur auteur, comme M. Leroux de Lincy l'a parfaitement prouvé en établissant que Jeanne de Navarre était morte depuis plus de vingt ans, lorsque Buridan, vers 1330, étudiait dans le collége qu'il avait fondé.

En effet, les sanglants désordres de la Tour de Nesle, attribués à tort à Jeanne de Navarre, avaient été commis par les princesses de Bourgogne, Marguerite, Blanche et Jeanne de Bourgogne, mariées toutes trois aux fils de la reine Jeanne : la première, en 1305, à Louis de France, qui fut d'abord roi de Navarre, puis roi de France sous le nom de Louis X; la seconde, en 1306, à Philippe, comte de Poitiers, qui régna aussi sous le nom de Philippe le Long; et la troisième, au comte de la Marche, qui devint plus tard roi de France, sous le nom de Charles le Bel.

Ces trois princesses étaient fort jeunes, fort jolies, et très-portées aux intrigues amoureuses. Froissart nous apprend que Blanche, *l'une des plus belles dames du monde,* joignant aux charmes extérieurs beaucoup d'esprit naturel, conseilla aux dames de la cour de faire passer par les verges le poète

Jean de Meung, pour le punir du mal qu'il avait dit des femmes. Jean de Meung désarma ses Némésis en jupons en stipulant qu'il se résignerait de bonne grâce à son châtiment, pourvu que la moins sage de toutes lui donnât le premier coup!

III

Les princesses de Bourgogne commencèrent à éveiller la critique par leur luxe et leurs prodigalités. L'or, les diamants, les perles, couvraient leurs vêtements ; leurs chars coûtaient des sommes excessives au trésor royal. Les princesses ne se contentèrent pas d'obérer l'État par un

luxe extravagant, elles se livrèrent à de
véritables orgies charnelles dans la Tour
de Nesle, faisant coudre les amants qui
sortaient épuisés de leurs bras dans des
sacs jetés à la Seine, donnant impudem-
ment à leurs maris des rivaux dans les
chevaliers de leur maison.

Pourtant une licence aussi audacieuse
ne pouvait rester longtemps ignorée. On
sut que deux frères, chevaliers de la maison de leurs maris, étaient les amants de
Marguerite et de Blanche. Le faible Louis X
dut ouvrir les yeux à la lumière. Le chambrier de la reine de Navarre et les deux
chevaliers furent mis à la question.

Les deux jeunes chevaliers dévoilèrent
la conduite de Blanche et de Marguerite
de Bourgogne en avouant leurs coupables
relations avec elles. Le supplice des chevaliers épouvante l'imagination. Conduits
à Pontoise le vendredi après Pâques, ils
furent écorchés vifs, honteusement muti-

lés, et pendus à un gibet dressé sur le Martroy de la ville. Le chambrier de la reine, fauteur de ces désordres, et plusieurs de ses complices furent noyés. La tristesse et la terreur jetèrent leur sombre voile sur Paris. Sans considération pour leur rang, leur jeunesse et leur beauté, les princesses, reconnues coupables, furent enfermées dans une prison basse et humide du château des Andelis, où elles restèrent longtemps et souffrirent beaucoup, nous apprend le chroniqueur Godefroy, de Paris. Blanche, femme du comte de la Marche, garantie par la profondeur de la terre, se trouvait moins exposée aux rigueurs de la saison que sa sœur Marguerite, reine de Navarre, qui, placée au-dessus d'elle, subissait un froid rigoureux; aussi cette captivité l'abattit-elle complétement, tandis que Blanche, insouciante et gaie, riait volontiers et aimait à parler des ripailles, des scènes d'orgie et de meurtre

de la Tour de Nesle. Sa vive imagination
la faisait assister de son cachot aux bacchanales, aux fêtes tant regrettées de la
volupté et du crime.

IV

Le château-fort Gaillard, situé en Normandie, reçut en 1315 les deux royales
prisonnières. Marguerite de Bourgogne y
fut étranglée avec ses propres cheveux.
Blanche de Bourgogne fut épargnée. Elle
demeura prisonnière dans le château de
Gravrai, sous la garde de Jean Daumont,
huissier d'armes, et de Jean de Granvil-

liers, jusqu'en 1325; à cette époque elle
fut autorisée à entrer à l'abbaye de Mau-
buisson. Elle y mourut en 1326.

La sœur de Blanche, Jeanne de Bourgogne, femme de Philippe, comte de Poitiers, qui avait pris part aux saturnales de
la Tour de Nesle, échappa pourtant au
châtiment. Après une courte détention au
château de Dourdan, elle en sortit déclarée
non coupable par le Parlement.

Ainsi, des trois princesses de Bourgogne
qui avaient commis les mêmes crimes,
l'une avait été étranglée, l'autre était morte
au couvent, et la troisième avait été déclarée non coupable et mise en liberté.
C'est la justice des temps!

Ysabeau de Bavière.

I

La France a présenté cette singularité
dans son histoire : que ce fut une femme
qui la livra à l'étranger, et que ce fut une
femme qui l'en délivra. Jeanne d'Arc a
réparé les crimes commis et la souillure
imprimée à son sexe par l'infâme Ysabeau,
qui, heureusement, n'est pas née sur le
sol français.

II

Le duc Frédéric de Bavière vint en 1385
à la cour de Charles VI, qui le prit à ce
point en amitié qu'il voulut contracter une
alliance avec sa maison. Le frère du duc
avait trois filles, dont l'une, âgée de quatorze ans, était fort belle. On commanda à
un habile peintre les portraits des trois
princesses qui furent présentés au roi.

XI.

Charles VI choisit Ysabelle de Bavière, la trouvant très-supérieure à ses sœurs en grâce et en beauté. Aussitôt le duc Frédéric se rendit en Bavière et ramena Ysabelle à Amiens, où le roi l'attendait. La beauté de la jeune fille l'enflamma, atteste Froissart, et il témoigna la plus grande impatience de la prendre pour femme. Olivier de Clisson, témoin de l'émotion extraordinaire du roi, dit au seigneur de La Rivière : « Cette dame nous demeurera, le roi n'en peut ôter ses yeux. » Après l'entrevue, La Rivière ayant dit au roi : « Que dites-vous de cette dame? Sera-t-elle reine de France? — Par ma foi, reprit Charles VI, je n'en veux pas d'autre; dites à mon oncle de Bourgogne qu'il se dépêche. » Le mariage fut célébré le 13 juillet 1385 à Amiens. La reine y vécut près de quatre années.

III

Tout entier à sa passion, le faible
Charles VI voulut que sa femme fît une
entrée solennelle à Paris. En effet, un
dimanche du mois d'août 1389, le populaire de Paris en fête vit défiler le somptueux cortége d'Ysabeau de Bavière, vêtue
d'une robe toute semée de fleurs de lis
d'or, et montant un cheval caparaçonné.

Les duchesses de Bourgogne, de Bar, de Berry, de Touraine, suivaient la reine au milieu de la grande rue Saint-Denis, où l'on avait élevé un « chasteau qui représentait le paradis, Dieu par figure séant en sa majesté, le Père, le Fils, et le Saint-Esprit ; et là, dans ce ciel, jeunes enfants de chœur, lesquels chantoient doucement en forme d'anges, sortirent en volant deux anges qui tenoient une couronne d'or et garnie de pierres précieuses, et la mirent les deux anges, et l'assirent sur le chef de la reine, et chantant tels vers :

> « Dame enclose entre fleurs de lis,
> « Roine, estes-vous de Paris,
> « De France et de tout le pays,
> « Nous en allons en paradis. »

Le lendemain de cette fête, Charles VI donna un festin sur la grande table de marbre du Palais-de-Justice. Les bour-

geois de Paris offrirent au roi, à la reine
et à Valentine de Milan, de magnifiques
cadeaux. Pendant ces réjouissances, on vit
la reine donner l'exemple de la licence aux
gens de cour et sourire aux avances du
duc d'Orléans, qui devait bientôt devenir
son amant. *Il se passa des choses déshonnêtes
en matières d'amourettes*, dit Juvénal des
Ursins, *dont depuis de grands maux sont
venus*.

IV

Dans ces fêtes de Paris, la reine ne dissimula pas ses penchants vicieux, son amour
effréné du luxe, de la galanterie et de l'intrigue. Les historiens du temps prétendent
que ce fut à ce moment que commencèrent
les relations d'Ysabeau et du duc d'Orléans. Cependant elle contint l'explosion

de ses mauvaises passions jusqu'à la folie de Charles VI.

Elle profita de la maladie et de la folie du roi pour se livrer aux plaisirs charnels avec le frère du roi, le duc d'Orléans. Tous deux, maîtres du pouvoir, ils dilapidèrent les finances du royaume et ne songèrent qu'à satisfaire leurs goûts dépravés. Pendant que la reine se jetait dans toutes les prodigalités d'un luxe effréné, ses enfants, auxquels elle ne daignait plus penser, manquaient de vêtements. Le roi ayant eu un moment de lucidité, demanda au jeune comte de Guyenne, âgé de neuf ans, depuis combien de temps il n'avait pas vu sa mère? — Depuis trois mois, répondit le dauphin. La marâtre le laissait même manquer des choses les plus nécessaires. Elle était tout entière à ses relations incestueuses avec Louis d'Orléans, dont les historiens du temps ne doutent pas. « Enfin, ils oubliaient tellement les règles et les devoirs de la royauté, dit le moine de Saint-Denis dans les *Chroniques de Charles VI,* qu'ils étaient devenus un objet de scandale pour la France et la fable des nations étrangères. »

V

En sortant d'une entrevue avec Ysabeau,
Louis d'Orléans, passant subitement de
l'ivresse amoureuse dans les tortures d'une
violente agonie, fut assassiné par les partisans du duc de Bourgogne. La lâche Ysabeau se sauva épouvantée à Melun, et ne
voulut pas revenir à Paris; son exil fut
consolé par un certain chevalier de *Bos-*

redon, seigneur de bonne et insolente mine, qui poussa l'impudeur jusqu'à ne pas saluer le roi un jour qu'il l'avait rencontré en sortant du château de *Beauté,* où habitait la reine. Charles VI, indigné, fit arrêter le chevalier, qui, après avoir été mis à la question, avoua ses relations avec la reine. Bosredon, suivant Juvénal des Ursins, aurait été *jeté à la rivière et noyé.*

VI

Dès que ses amours licencieuses étaient
divulguées, la reine abandonnait ses amants
à la fureur de leurs ennemis et se sauvait.
Après la mort du chevalier Bosredon,
comme après celle de Louis d'Orléans,
elle partit. Le duc de Bourgogne, ne demandant pas mieux que de régner sous
son nom, l'accompagna à Troyes. Là,

plongée dans ses vices, elle vendit le beau
royaume de France, livré à un roi fou et à
une reine incestueuse et adultère. Elle
signa, à Troyes, en 1419, de concert avec
Jean-Sans-Peur, le traité honteux qui re-
mettait aux mains du roi de l'Angleterre
toutes les places fortes du royaume et faisait passer dans la maison de Lancastre
l'héritage de la couronne de France. Complétement étrangère à ce pays, Ysabeau
vécut au milieu des Anglais, dans l'hôtel
de Saint-Paul, assistant à leurs fêtes, fer-
mant les oreilles à leurs insolents propos
et aux insultes d'un peuple indigné de
tant de trahisons. Jean-Sans-Peur, qui
regrettait déjà sa signature apposée au
traité de Troyes, fut assassiné sur le pont
de Montereau. Ysabeau de Bavière se
courba encore plus bas devant les Anglais;
enfin, ceux-ci la brutalisèrent et l'aban-
donnèrent à l'animadversion du populaire
de Paris. On la bafoua dans les rues, où

l'on criait que Charles VII n'avait jamais été le fils du roi. Elle mourut de peur et de saisissement en septembre 1435. La seule gloire qui revient à Ysabeau de Bavière est parfaitement exprimée par ces paroles ironiques de Brantôme dans ses *Dames illustres :*

« On donne le los à la reyne Isabelle de Bavière, femme du roy Charles sixiesme, d'avoir apporté en France les pompes et les gorgiasetés pour bien habiller superbement les dames. »

LES

HÉROÏNES DE L'ADULTÈRE

Francesca de Rimini.—La dame de Fayel.

I

Qui le croirait? l'adultère a eu ses héroïnes, rendues intéressantes, comme si
elles eussent été des femmes vertueuses,
par les persécutions atroces qu'elles ont
souffertes, par l'ardente passion qu'elles
ont inspirée à de beaux chevaliers. La
cruauté du châtelain de Fayel a transformé
sa femme coupable en martyre; car, toutes

les fois que le châtiment surpasse la faute commise, au lieu de flétrir, il consacre et donne l'auréole. Tous les poètes ont chanté la dame de Fayel et Françoise de Rimini, ces deux héroïnes de l'adultère, l'une se laissant mourir de faim après avoir mangé le cœur de son chevalier; l'autre, éternellement attachée au corps de son amant par l'épée de Lanciotto et par le génie de Dante. Le cinquième chant de l'*Enfer*, consacré aux ombres, *à qui l'amour a fait quitter notre monde*, n'arrache-t-il pas des larmes quand Francesca raconte au poète ému comment l'amour, *se prenant si vite aux nobles cœurs*, rendit Paul passionné pour les charmes qui lui furent si cruellement enlevés?

II

Je visitai en 1857 les ruines de l'ancien
château de Fayel, situé à quelques portées
de fusil de Saint-Quentin. Le sourire s'ef-
face des lèvres, et la tristesse voile le
regard au souvenir de la terrible tragédie
conjugale qui s'est jouée sur ce théâtre.
Dans les allées soigneusement ratissées où
marche quelque jeune fille, le visiteur croit

voir la dame de Fayel allant au-devant du
seigneur de Coucy; le rossignol, caché
dans le feuillage des trembles, gazouille la
chanson d'amour de l'infortunée Gabrielle
de Vergy, dont l'âme se plaint et soupire
avec la brise. Les arbres semblent s'incli-
ner, comme autrefois, sur le passage de la
châtelaine, cette madone aimée du moyen
âge qui tempérait par quelque douce parole les rudesses du seigneur suzerain,
écoutait d'une oreille complaisante les
poésies des troubadours, encourageait
d'un long regard les chevaliers partant
pour la Terre sainte, souriait aux vassaux,
protégeait les vassales contre les entre-
prises brutales de son époux, et faisait
rayonner sa grâce, sa beauté, sa tendresse,
son esprit, dans le milieu féroce des temps
féodaux, qu'elle parvint à civiliser.

Un poète picard plaça cette plainte d'une
mélancolie passionnée dans la bouche de
la dame de Fayel :

« Quand la douce haleine vente qui vient du pays où est retenu celui que j'adore, j'y tourne avec joie mon visage : alors je crois sentir son étreinte par-dessus mon manteau.... »

IV

Cette tragique aventure d'amour, con-
fondant dans ses phases la passion sen-
suelle et la croisade sainte, l'héroïsme et
l'adultère, les sentiments chevaleresques,
la trivialité et la cruauté, ne raconte-t-elle
pas à merveille les mœurs sauvages et
l'histoire sombre des temps de la féoda-
lité?

FIN.

TABLE DES MATIÈRES

III

Avant de suivre le roi Philippe-Auguste à la croisade, le sire de Coucy eut une dernière entrevue avec la dame de Fayel, qui lui donna un lacet tressé de ses cheveux, de fils de soie, et garni de perles, pour attacher les ornements qui couvraient son heaume. Après s'être distingué par maints exploits en Palestine, Coucy, blessé à mort dans un combat, dit à son écuyer : « Prends mon cœur aussitôt qu'il aura cessé de battre, enveloppe-le avec le lacet qui est sur mon casque, et porte-le, ainsi que cet écrin, à la dame de **Fayel**, en lui disant de le conserver comme un souvenir de moi. »

L'écuyer partit immédiatement pour la France; mais, arrivé à la seigneurie de Fayel, il laissa deviner sa mission par le mari de Gabrielle, qui prit le précieux envoi et se vengea indignement de sa femme en faisant mêler le cœur de son amant aux aliments qu'elle prenait.

Lorsque la profanation fut consommée, le seigneur de Fayel apparut triomphant devant Gabrielle, en lui disant :

« Dame, vous avez mangé bonne viande?

— « Oui, répondit Gabrielle, m'a-t-elle paru.

— « Je vous l'ai fait préparer tout exprès, reprit Fayel, *car c'est une chair que vous avez beaucoup aimée,* la reconnaissez-vous?

— « Non, répondit la dame.

— « Sachez, lui dit alors son mari, que vous avez mangé le cœur du châtelain de Coucy. Voici l'écrin qui le contenait et le fil qui le fermait. »

A cette vue, Gabrielle se pâma ; puis, reprenant quelque courage : « Il est vrai, dit-elle, que j'ai bien aimé celui dont j'ai mangé le cœur ; mais cette nourriture est la dernière que je prendrai ; il n'est pas juste qu'un mets aussi délicat soit remplacé par d'autres. »

Gabrielle se leva, se retira dans sa chambre, et, fidèle à sa parole, elle se laissa mourir de faim. Une guerre cruelle que le roi eut beaucoup de peine à terminer, ajoute le chroniqueur, eut lieu à cette occasion entre le sire de Fayel et les parents de sa femme.